上海市老年教育普及教材

上海市学习型社会建设与终身教育促进委员会办公室

老年慢性病的自我管理
（上）

复旦大学出版社

本书编写组

编著　傅　华　丁永明

丛书策划

朱岳桢　杜道灿

前　言

　　根据上海市老年教育"十二五规划"提出的实施"个、十、百、千、万"发展计划中"编写100本老年教育教材，丰富老年学习资源，建设一批适合老年学习者需求的教材和课程"的要求，在上海市学习型社会建设与终身教育促进委员会办公室、上海市老年教育工作小组办公室和上海市教委终身教育处的指导下，由上海市老年教育教材研发中心会同有关老年教育单位和专家共同研发的"上海市老年教育普及教材"，共100本正式出版了。

　　此次出版"上海市老年教育普及教材"的宗旨是编写一批能体现上海水平的、具有一定规范性、示范性的老年教材；建设一批可供老年学校选用的教学资源；完成一批满足老年人不同层次需求的、适合老年人学习的、为老年人服务的快乐学习读本。

　　"上海市老年教育普及教材"的定位主要是面向街（镇）及以下老年学校，适当兼顾市、区老年大学的教学需求，力求普及与提高相结合，以普及为主；通用性与专门化相兼顾，以通用性为主。编写市级普及教材主要用于改善街（镇）、居（村）委老年学校缺少适宜教材的实际状况。

　　"上海市老年教育普及教材"在内容和体例上尽力根据老年

人学习的特点进行编排，在知识内容融炼的前提下，强调基础、实用、前沿；语言简明扼要、通俗易懂，使老年学员看得懂、学得会、用得上。教材分为3个大类：做身心健康的老年人；做幸福和谐的老年人；做时尚能干的老年人。每个大类包含若干教材系列，如"老年人万一系列"、"中医与养生系列"、"孙辈亲子系列"、"老年人心灵手巧系列"、"老年人玩转信息技术系列"等。

"上海市老年教育普及教材"在表现形式上，充分利用现代信息技术和多媒体教学手段，倡导多元化教与学的方式，创新"纸质书、电子书、计算机网上课堂和无线终端移动课堂"四位一体的老年教育资源。在已经开通的"上海老年教育"App上，老年人可以免费下载所有教材的电子版，免费浏览所有多媒体课件；上海老年教育官方微信公众号"指尖上的老年学习"也已正式运营，并将在2015年年底推出"老年微学课堂"。届时，我们的老年朋友可以在微信上"看书"、"听书"、"学课件"。

"上海市老年教育普及教材"编写工作还处于起步阶段，希望各级老年学校、老年学员和广大读者提出宝贵意见。

上海市老年教育普及教材编写委员会

2015年6月

编者的话

　　我国古代把年满六十称为"花甲"，联合国也定义60岁及60岁以上为老年。因此，我国现阶段以60岁为划分老年人的通用标准，并把45～59岁称为初老期，60～79岁称为老年期，80岁以上为长寿期。2013年度的最新人口统计数据显示：我国60岁以上老年人口已突破2亿大关，老龄化水平高达14.8%。预计到"十二五"末，全国老年人口将达到2.21亿，老龄化水平达到16%；到2020年，全国老年人口将达到2.48亿，老龄化水平达到17%；到2050年，中国将进入重度老龄化阶段，届时，我国每3个人中便有1个老年人。

　　2011年，中国老龄科学研究中心的调查结果显示，我国60岁以上老年人余生中有2/3的时间处于带病生存状态。心脑血管疾病和代谢性疾病（原发性高血压、冠心病、脑卒中、糖尿病、骨质疏松症等）、呼吸系统疾病（肺部感染、慢性阻塞性肺病等）、神经精神系统疾病（老年痴呆、帕金森病、抑郁症等）和恶性肿瘤等是老年人的多发病。2008年，国家卫生服务总调查结果显示，我国60岁以上老年人口慢性病的患病率为43.8%；上海市老年医学研究所统计结果显示，罹患慢性病的老年人中，46%有运动功能障碍，17%生活不能自理。

老年人（群）不仅多数患有慢性病，且患病往往兼具多系统、治疗复杂、病程长、康复不易的特点。有调查显示：82%的老人患有2种以上疾病，最多者同时患有8种慢性病。由此可见，与一般人群相比，老年人在生理、心理和疾病特征等多方面均有一定的特殊性，因而在医疗卫生和保健服务上存在特殊需求，需要给予特别关注。

本书将根据老年人慢性病的特点，介绍如何管理好自己的慢性病。您在本书中不会看到有关疾病治疗或秘方之类的内容，但是可以找到许多有关如何活得更轻松、愉快的技巧和建议。这些建议有些来自于医生及其他卫生专业人员，而大多数建议来自于像您一样的，已经学会了如何管理自己所患慢性病的病友。我们在上篇将对慢性病的特点、主要危害、常见的症状，慢性病自我管理及其实质，以及慢性病自我管理的基本技能做大致的介绍；下篇将着重介绍慢性病患者日常生活的自我管理，以及老年人常见慢性病的自我管理。

目　录

2 老年慢性病自我管理的基本技能   31

1

概 述

1.1 慢性病概述

1.1.1 什么是慢性病

慢性病是慢性非传染性疾病的简称。不是特指某种疾病，而是对一类起病隐匿、病程长且病情迁延不愈、缺乏确切的传染性生物病因证据、病因复杂，且有些病因尚未完全被确认的疾病的概括性总称。随着社会、经济的发展，随着我国人口的老龄化，慢性病已经成为威胁我国人民群众健康和生命的首要原因，给患者个人、家庭及社会带来了沉重的精神心理负担、经济负担和社会负担。因此，没有人想得慢性病。但是，我们中的大多数人一生中都将患一种或一种以上的慢性病。如到了老年，80%左右的老年人都将至少患有一种慢性病。本书编写的目的便是帮助患有慢性病的老年人学会一种在患病情况下，过上健康幸福生活的方法。这听起来似乎有些奇怪。一个患病的人怎能同时又过上健康、幸福的生活呢？要回答这个问题，我们首先必须了解慢性病的一些特点及对慢性病患者的保健目的。

我们都知道：绝大多数慢性病都无法像急性病那样恢复到未患病时的状态。也就是说，绝大多数慢性病都无法治愈，将与患者长期共存，甚至伴随终身。这些慢性病，如心脏病、高血压病、关节炎、支气管炎或任何其他慢性病，都会导致大多数患者失去躯体的正常功能；导致情绪方面，诸如抑郁症、心灰意冷、无助感等问题。传统的临床治疗对这些问题作用有限，且费用非常昂贵。要解决这些问题必须要患者承担起自己的责任，在医生的帮助下完成疾病的日常管理，达到控制病情、减轻症状、减轻或消除慢性病患病所带来后果的目的。健康是身体、心理和社会适应方面的良好状态；健康幸福地生活指的便是达到这样良好状态的一种生活。患慢性病之后是否能维持或改善健康主要取决于患者自己的责任和行动，即努力培养健康的生活方式，克服因病所致的躯体和情绪方面的问题，以便最大限度地发挥身体功能并从生活中获得乐趣。

1.1.2 慢性病发生的原因

导致慢性病发生的原因一般包括：遗传因素、环境因素和生活行为方式因素3类。这其中又以生活行为方式因素和环境因素为主。由于人们生活方式不当而引起的疾病将占到慢性病总量的40%。专家预测，今后这一比例还将不断上升。不良生活行为方式因素主要指的是吸烟、酗酒、饮食不合理、缺乏体育锻炼、睡眠无规律、生活过于紧张等。吸烟将使患肺癌的危险性增加10倍，过量饮酒会使肝硬化的危险性提高3倍，缺乏体育锻炼的人患冠心病的危险性是正常活动量者的1.5~2.4倍……而且，一种坏习惯不仅只会增加一种慢性病的患病危险，可能导致多种慢性病的发生。饮食不适当可增加患心脏病、脑卒中、高血压、直肠癌和胃癌、糖尿病、骨质疏松、营养疾病和胃溃疡的危险。吸烟可增加患心脏病、骨质疏松和胃溃疡的危险，还可能引起肺癌、口腔癌、呼吸道疾病并造成胎儿损伤。

另有30%的慢性病是由于物质环境或社会环境因素造成。目前，最为突出的就是空气污染、水体污染、土壤污染及食品安全问题。据了解，近年来空气污染已经使儿童哮喘病、成年人呼吸系统和心血管系统疾病明显增加。另外，随着生活节奏加快，心身疾病、抑郁症等精神类疾病发病比例也在不断增加。

总之，以心脑血管疾病、恶性肿瘤、糖尿病和呼吸系统疾病为主的慢性病已成为威胁人们健康的主要问题。慢性病的发生，虽然受各种因素的影响，但有一个共同的因素就是与人们缺乏必要的卫生保健知识及生活方式存在不健康、不科学的因素有很大关系。因此，采取健康的生活方式，如不吸烟、少饮酒、合理饮食、多运动及保持正常体重、生活规律等可帮助人们预防慢性病的发生。慢性病患病之后，积极改变和调整不良生活方式也能帮助我们有效地管理所患的慢性病。比如，血压、血糖、血脂的控制都离不开饮食的调整和有规律的锻炼。

之所以强调患者在患慢性病之后进行不良生活方式的调整及控制病情，主要还因为许多慢性病可进一步引起很多并发症。如高血压病，本身是一种最常见的心血管疾病，又可以作为其他疾病的危险因素增加其他疾病发生的危险性，如高血压可引起冠心病、脑卒中、糖尿病、肾脏疾病等。又如糖尿病可引起肾衰竭、脑卒中、心脏病、足部溃疡、视力衰退、失明、抵抗力减低等。有时疾病之间互为因果。因此，及时、有效地进行疾病的管理，不仅能减轻所患疾病的痛苦，还能预防或减少新疾病的发生。

1.1.3 慢性病与急性病的区别

健康问题一般可分为急性或慢性两类。急性的健康问题往往突然发生、病因单一、易诊断、病程短，经特定的治疗（如用药或手术）能有效地控制。对于大多数急性病而言，经过治疗恢复至正常是意料之中的事。对此，无论是患者还是医生都不会有过多的担心或怀疑。人们通常知道会有什么情况发生。典型的情况是，疾病会经过一个开始时症状逐渐加重，接受治疗后病情逐渐变好的周期。急性病的治疗很大程度上依赖于卫生专业人员的知识和经验，选择并合理应用正确的治疗方法。如急性阑尾炎，便是一种常见的急性病，典型病例发病迅速，以恶心、腹痛为特征表现。阑尾炎经检查诊断后，进行手术切除发炎的阑尾，经过一段恢复期后，可恢复至正常。

慢性病则不同。它们往往起病慢、进展也慢。例如，有动脉粥样硬化的人可能会发生心肌梗死或脑卒中。大多数关节炎一开始均有轻微的刺痛，随后慢慢加重。与急性病不同，慢性病往往都有多个随时间不断变动的病因，包括遗传因素、生活方式相关的因素（吸烟、酗酒、缺乏锻炼、不合理膳食、过度紧张等）、环境有害因素的接触及生理因素。

对于那些性子急的人来说，慢性病往往令他们心急难耐。若无法立即对所患慢性病做出诊断，医生和患者都会很担心。有些疾病，例如脑卒中或心肌梗死，即使迅速地明确了诊断，其对患者的长期影响也很难预料。缺乏规律和不可预测性是大多数慢性病与急性病的一个明显区别（表1）。急性病能如人所愿完全康复，慢性病却通常导致持续性的身体功能丧失。因为慢性患者易疲劳，他们不能完成以前能做的事务和活动。他们被迫放弃许多娱乐活动（如散步、跳舞或打羽毛球）或日常事务（如购物、做家务及园艺活动）。这种活动的缺乏、活动量的减少加速了身体适应能力的下降。同时，体力活动的缺乏及对未来的不确定和担心又使患者生出无助感，即对于如何缓解目前的状况感到无能为力。当然，无能为力的想法会导致患者不去尝试任何办法，这使无助感更为强烈，形成恶性循环。因此，患慢性病之后的首要问题是对付身体适应能力下降和无助感的恶性循环（图1）。

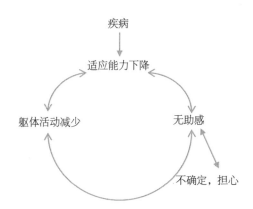

疾病

适应能力下降

躯体活动减少

无助感

不确定，担心

图1 躯体适应和无助的循环周期

表1概括了急性病与慢性病的不同点，从中我们可以看出慢性病管理与急性病管理的保健目的、策略和方法应该有所不同。慢性病的管理更需要患者的责任和参与。

表1　急性病与慢性病的区别

项　目	急性病	慢性病
发病	迅速	缓慢
病因	通常为1个	多个
病程	短	长短不定
诊断	通常可确诊	通常不能确诊，尤其是疾病早期
诊断性检验	通常起决定性作用	通常检验的价值有限
治疗	通常能治愈	很少治愈
专业人员的作用	选择和实施各种治疗方案	作为教师和伙伴
患者的作用	服从医生的安排	成为卫生专业人员的伙伴，负责慢性病的日常管理

1.1.4　慢性病的主要危害

　　各种原因引起慢性病，一般首先都是造成细胞水平的损害。众所周知，细胞是构成人体所有的组织和器官，如心脏、肺、大脑、血管、骨骼、肌肉等的基本单位。细胞要生存并发挥正常功能，有3件事必不可少。它必须不断得到营养，得到氧气和清除代谢产物（图2）。只要这3方面功能出现任何的问题，细胞便会患病。一旦细胞有病，相应器官或组织将会受影响，使您感到日常生活中的活动能力受到一定的限制。不同慢性病之间的差别是由于受损的细胞、器官及对人体产生影响的过程不同所致。例如，脑卒中是由于大脑中某一血管阻塞或破裂，部分脑组织得不到氧气和营养的供给，引起脑细胞受损所致。结果您身体中由受损脑细胞控制的部分，如单侧手臂、大腿或一侧脸部便丧失了功能。

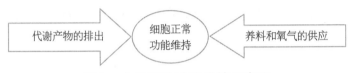

图2 人体细胞功能维持示意图

如果您得了心脏病，那可能是因为以下情况所致。例如，当供血给心肌细胞的某一血管阻塞则会发生心肌梗死，这叫做冠状动脉血栓形成。当出现冠状动脉血栓形成时，氧气供给受阻、心肌受损，出现疼痛。心脏受损以后，将富含氧气的血液泵至身体其余部位的效率会有所降低。由于心脏泵血至全身的效率降低，液体潴留在组织，患者会出现气短、呼吸困难。

对于支气管炎、哮喘和肺气肿，要么是氧气进入肺部不畅的问题，如支气管炎和哮喘；要么是肺组织不能有效地将氧气转运到血液中，如肺气肿。两种情况均导致身体缺氧。

脑卒中、心脏病和肺部疾病导致的根本后果是一致的：局部或全身缺氧并导致功能丧失。关节炎也会使患者出现功能丧失，但却是因为缺氧之外的其他原因所致。如骨关节炎，骨两端的软骨及脊椎的椎间盘出现衰弱、磨损或移位时，便会引起疼痛和失能。

以上介绍的是慢性病在细胞水平的损害。但疾病又不仅仅只是细胞的功能障碍，也会引起日常生活方面的问题。例如，使您不能做您想要做的事，使您被迫改变一些社交活动。

1.1.5 慢性病的一些共同问题

尽管各种慢性病的受累部位有所不同，但它们给患者所带来的问题是相似的。例如，大多数慢性病患者都有疲劳和精力不足的感觉，睡眠障碍的问题也很常见，疼痛、呼吸困难和功能丧失也都是慢性病的一些共性问题。常见的例子是，当您患了关节炎或脑卒中后，无法正常进行手部活动或因呼吸困难、脑卒中和关节炎导致行走不便。

　　慢性病患者另一个普遍的问题是情绪低落，或称为抑郁症。当您所患疾病引起了一些可能无法消除的健康问题时，您很难保持快乐的心情。伴随着抑郁症，还有害怕及对未来担心等不良情感。许多人会担心："我仍然能够独立生活吗？""如果我无法照顾我自己，谁将照顾我呢？""我的家庭会发生什么变化吗？""我的情况会越来越糟吗？"疾病所致的功能障碍加上患病后的不良情感将会导致患者自信心和自尊心的丧失。

　　从以上的简短介绍，您可以了解到各种慢性病的共同点要比我们所能想象的多得多。我们知道各种慢性病的发病原因和后果都有许多相似之处，因此，不同慢性病患者在日常生活中所必须面对的主要的管理任务和必须学习的管理技能是一致的。除了克服躯体和情绪方面的问题外，您还必须掌握一些解决问题的技巧和如何应付所患疾病可能出现的变化。这些任务和技能包括制订和维持身体锻炼和合理营养计划、症状的管理、正确决定何时寻求医疗帮助、有效地与医生一起努力改善您的健康、药物合理使用和最大限度地降低药物不良反应、寻找和利用社区资源、与自己的家人和朋友讨论疾病，以及尽可能地改变社会交往活动。这其中最重要的技能便是学会如何在变化的过程中对付所患疾病和解决它们所引起的日常生活的问题。

在本书中，为了帮助大家学会如何管理所患的慢性病，我们给出了一些能解决特定问题的特定办法，供您在必要时使用。其中特别强调和讨论了那些能同时适用于管理多种慢性病、解决共同问题的方法。无论您有1个还是1个以上的健康问题，都能从本书中找到一些有效的好办法来管理自己的疾病。

1.2 正确认识慢性病的症状

慢性病一旦发生，往往会给患者带来一些不舒服的感觉和影响，医学上称之为疾病症状。疾病症状在别人一般很难看见，通常难以向别人描述，而且很难说清楚下一次是在什么时候再出现该症状。疾病的症状往往是一种信号，表明您体内有不正常的事情正在发生。虽然不同的慢性病会有些各自不同的症状，出现的身体部位也不尽相同。例如，高血压患者常出现头昏，慢性支气管炎患者常有咳嗽、气喘，一个出现在头部，另一个则出现在颈、胸部，但是有些症状是各种慢性患者都有的非常普遍和常见的症状。这些症状包括：疲劳、过度紧张、气短、疼痛、愤怒、抑郁和睡眠问题，它们会彼此相互作用导致现存症状的恶化和（或）新症状的产生（图3）。

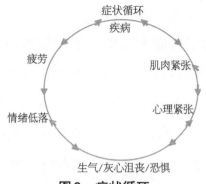

图3　症状循环

了解这些慢性病常见的症状有助于我们找出处理这些症状的办法。我们将教给大家如何运用不同的技巧在不同的环节打破这种症状循环，这是本书所特有的内容。

1.2.1　得了慢性病为何感到疲劳

很多人患了慢性病以后，时常感到很疲劳。很多慢性病患者觉得自己得病后比以前做事情或运动少了，为何还会有疲劳感呢？疲劳可能有许多原因。

（1）疾病本身。无论疾病是肺气肿、慢性支气管炎、哮喘病、关节炎、心脏病还是脑卒中后的恢复，当您患有慢性病后，日常活动要消耗更多的能量。当出现慢性病时，身体活动过程中利用能量的效率将降低，身体还需要一些额外的能量用于身体本身的康复。这些都会导致机体的疲劳。

（2）缺少活动。不活动的肌肉会降低肌肉的适应性，即它们在做事情时效率会变低。同样，由肌肉组成的心脏也会变得适应性低下。当发生这种情况时，心脏泵血的能力和身体其他部位的必须营养素和氧气的供给量会下降。当肌肉没有得到活动所必需的营养素和氧气时，它们会比处于良好状态下——即有充分的血液、氧气和营养素供给状态下的肌肉更容易疲劳。

（3）营养不良问题。食物是能量的根本来源。假如我们摄入的食物没有很好的质量和（或）一定的数量，就会产生疲劳。实际生活中，相当一部分人是由于营养过剩导致肥胖而引起疲劳的。因为超重会导致从事日常活动所需能量的增加。但也有另一些人，是由于低体重导致与疲劳有关的问题。典型的例子是患有慢性阻塞性肺病（COPD）的患者出现疲劳感。这是由于许多患有慢性阻塞性肺病的患者改变了饮食习惯，使他们的体重快速下降所致。

（4）休息不足。由于多种原因，我们常常睡眠不够或睡眠质量差。这也能引起疲劳。

（5）情绪。紧张和忧郁也能引起明显的疲劳。大多数人知道紧张与疲劳之间有联系，但疲劳也是抑郁症的一个重要症状。

由此可见，对您来说，疲劳可能是一个十分现实、却又不能"完全意识到"的问题。它会妨碍您做您喜欢做的事。此外，它还会让您被没有患慢性病的人所误解。例如，当疲劳使您想立刻停止正在进行的事情或活动并马上想休息时，您的配偶、其他家庭成员或朋友往往不能理解您的慢性病所致的疲劳是不可预测的，故误认为您这样做是由于您缺乏对做这件事情或活动的兴趣，或由于您不希望与他们待在一起。

对于您的疲劳，除了您的疾病外，还会有许多疾病之外的事情引起。因此，为了与疲劳做斗争并预防它，您必须找出疲劳的原因并有针对性地去除原因。

1.2.2 为何感到生活好像完全失控了一样

很多慢性病患者得病后感到像天塌下来一样，生活完全失控了。这是慢性病患者常有的紧张情绪。当得知患了慢性病，您会出现各种生理症状，且感到有很多问题需要处理、解决，这时紧张就会出现。其实，紧张是人们生活中不可避免的部分，是每个人都会经历的常见问题。导致紧张有很多因素，但不管什么类型的原因，体内变化都是相同的。然而紧张因素之间并不完全彼此独立。事实上，一种紧张因素常常会导致另一种紧张因素的产生，甚或加剧现有的紧张因素。几种紧张因素也有可能同时发生。现在让我们来了解一些更为普遍的紧张的来源和类型。

（1）生理紧张因素。生理紧张因素的范围可从您第1次抱孙子之类的愉快事件，到在食品杂货店购物，再到您所患慢性病的生理症状。这3种紧张因素的共同之处是，它们都增加了身体对能量的需求。假如您的身体没有做好准备来处理这种需求，结果可能出现从肌肉疼痛到疲劳及现有疾病症状的恶化等后果。

（2）精神与情绪紧张因素。精神与情绪紧张因素的范围包括从愉快到不舒服的事件。从您看到您的孩子结婚或者第1次抱孙子这类喜事的感受，到遇见一位新朋友的快乐，与您因病而感到失望或意志消沉一样，都会在您的体内引起相同的紧张反应。虽然这看起来有些奇怪，但却是事实，差异只是在于您的大脑感觉到紧张的方式不一样。

（3）环境紧张因素。环境紧张因素可能是好的，也可能是不健康的。这些紧张因素包括大晴天、一条难以行走的不平坦的人行道、噪音、坏天气或被动吸烟。

因此，您要学会利用"有益的紧张"。紧张如同一把双刃剑，可以促进健康，也可能损害健康。一些紧张类型可能是好的。例如，工作升迁、婚礼、休假、新近结交了新朋友或刚刚有了自己的孙子。这些紧张因素使您感觉美妙，但仍然在您体内引起相同的生理变化。另一个"好的紧张因素"的例子是锻炼。当您锻炼或做任何一种类型的体力活动时，都对身体产生了一个需求。心脏必须更费力地运送血液到肌肉；为了提供肌肉对氧气的需要，肺工作负担加重并且您的呼吸更快。同时，您的肌肉正努力工作以跟上大脑对它们发出持续工作的信号。当您坚持一项锻炼计划几周后，您会注意到一个变化：曾经看起来确实不可能的事现在相对简单了。这表明您的身体已适应了这种紧张。此外，您的心脏、肺和其他做这项额外活动的肌肉压力也减轻了。它们变得更有效，而您又因为身体锻炼而变得更结实。

另外，您要判断是否正感到紧张。每个人都需要一定的紧张。它有助于使您的生活更有效率。只要不超过您的承受能力，紧张便对您有好处。有些时候，您能比别的时候承受更多的紧张。但是有时，假如您判断不清楚您是否正在承受各种紧张，您就可能会紧张过度而感到好像生活完全失控。要确定您什么时候正处于过度紧张的状态是比较困难的。以下是一些常见的警告信号：

①咬指甲、扯头发或其他重复性的动作。②磨牙齿、咬紧牙关。③头、颈或肩部紧张感。④感到焦虑、紧张、无助、易激怒。⑤头痛、胸痛、胃痛。⑥记忆力下降。

假如您能捕捉到您自己正处的状态，发现了自己的紧张，请花几分钟想想是什么使您感到紧张。做几下深呼吸并试着放松（一些用大脑来帮您放松的方法将在后面章节讲述）。

1.2.3 气短和慢性病有关吗

随着年龄的增长，由于心肺功能逐渐衰老、退化，加之缺乏锻炼，常出现气短现象。因此，许多老年人对气短很不在意，认为人老了就是这样。其实，气短是许多疾病的症状，也是许多严重疾病出现异常变化的早期信号。气短像疲劳和紧张一样，也有许多原因。所有气短的出现，都是因为您身体得不到充足的氧气所致。气短的原因有以下几个方面。

（1）慢性肺部疾病：是引起气短的最常见原因。气短发生的具体过程和机制如下。

1）肺部肺泡的损伤导致氧从肺扩散入血和血中二氧化碳排出的效率下降，如肺气肿患者。尽管身体在一些范围内可调节这种变化，但在正常的呼吸状态下出现突然的变化时，肺不一定能够迅速适应这种变化。

2）通向肺泡的气道变窄和黏液分泌过多，这是慢性支气管炎常见的表现。因为气道变窄，通向肺的空间变小，因此，送入的氧也较少。

3）哮喘患者与慢性支气管炎患者有相似的问题。但哮喘患者气道变窄的同时还伴有黏液分泌的增加，黏液占据气道，减少了氧气进入肺部的可利用空间。

（2）心脏病：心脏病患者也有气短的问题，但原因不同。患有心脏病时，心脏泵血到全身的效率会大大降低。假如身体对氧的需求有突然的变化，则心脏必须更加努力以便将所需的氧气运送至全身。如果心脏的泵血能力不足以满足身体对氧气的需要，患者就会感到气短，即加快呼吸频率来满足身体对氧气的需要。呼吸频率的增加使人会感到更加气短。冠状动脉供血不全时，老年人常感胸部憋闷和透不过气，最好及时做心电图检查。

（3）超重或肥胖：超重或肥胖的人也会有气短，因为额外的体重增加了机体对能量的总需求量。因此，即使做简单的事，对氧的需求也要增加，同时也增加了心脏的负担。假如肥胖伴有慢性肺病或心脏病，则气短症状会更严重。

（4）肌肉功能下降：肌肉功能下降可能会影响呼吸肌或体内其他任何肌肉。当肌肉变得虚弱时，它们做事的效率较低，所以它们比状态良好的肌肉需要更多的能量（和氧）活动。呼吸取决于呼吸肌功能。由于呼吸肌功能下降引起的问题更为复杂，因为肺的换气功能下降将使得吸入的新鲜空气减少。

（5）左心衰竭：多见于高血压、冠心病、心脏瓣膜病等。先兆症状表现为睡眠时喜欢把枕头逐步垫高，又常被胸闷憋气所扰醒。突然发作的夜间呼吸困难是左心衰竭的典型症状。严重者则呼吸极度困难而发生哮喘。

（6）肺栓塞：多见于心瓣膜病、下肢血栓性静脉炎及手术后由血栓脱落阻塞肺动脉所致。如出现呼吸困难、胸痛、咳嗽等症状，需警惕。

此外，肺癌、晚期肺结核、支气管哮喘、各类肺炎等都可能有气短的兆头。因此，出现气短时千万不可大意。

1.2.4 为什么会疼痛

疼痛是许多慢性病患者的共同问题。特别是对于患有关节炎、胃溃疡等疾病的患者而言，这是他们第1位的担忧。如同慢性病的许多其他症状一样，疼痛也有很多的原因。下面介绍4个最普遍的原因。

（1）疾病本身。疼痛可来自损伤的关节、心脏的供血不足或受损的神经等，但这还仅仅是其中的一小部分原因。

（2）肌肉的紧张。当身体某个部位受伤时，那个地方的肌肉就会变得紧张。这是您身体对疼痛的自然反应——试图保护受损的部位。

（3）肌肉的虚弱或适应性下降。患有慢性病后，人们通常变得不太活动，导致肌肉的虚弱或肌肉适应性下降。当肌肉虚弱时，您一旦使用它，它就会向您"诉苦"。这就是为什么即使轻微的活动有时也会引起肌肉疼痛和僵硬。

（4）害怕或情绪低落等不良情绪。我们感到害怕、受挫或情绪低落时，包括疼痛在内的每件事好像都会更糟。这并不是说疼痛是不真实的，而是表明，害怕或情绪低落会使一个已经存在的不好的感受变得更糟。

因为疼痛有许多原因，所以疼痛管理必须考虑到所有这些原因并有针对性地进行管理。使用药物可缓解一些疾病引起的疼痛。例如，药物能帮助舒张血管和支气管，可减轻炎症引起的疼痛。

某些类型的止痛药，如麻醉药，通常对慢性病患者作用不大。因为这些药品会减慢呼吸频率，使现存的问题更糟。此外，麻醉药对呼吸功能受损的人是有危险的，长时间使用止痛剂其效果会逐渐下降并会成瘾。由于慢性病的病程很长，与之相关的疼痛也会长期存在，故使用大剂量止痛剂出现成瘾性的概率将大大增加。

1.2.5 为何容易发脾气

愤怒、发脾气是患慢性病后最常见的反应之一。患慢性病之后生活的不确定和不可预测性会威胁您独立和自我支配的感觉。而丧失对身体的支配和独立的生活能力就会产生受挫感、无助感和失望，这些情绪将点燃您的愤怒。事实上，在患病期间，许多患者都会多次问自己："为什么得病的是我？"许多患者都想知道自己做了什么而得了这个报应，或为什么上帝会如此惩罚自己。产生这些想法都是患慢性病的正常反应。

一旦得了慢性病，您可能会对您自己、您的家人、朋友、医务人员或整个世界生气——自己似乎可以找到各种各样生气的理由。例如，因为年轻时没有在意自己的身体，没有很好地照顾自己，您会对自己发怒；因为您的家庭和朋友没有按您的想法去办事，您会对他们生气；或因为您的医生不能专心对待您，您也会对他或她感到生气。有时您的愤怒发错了对象，因为您发现您会对一只猫或一只狗大喊。向无辜的对象发怒在生活中非常常见，尤其当您甚至不明白您是在生气或为什么生气时。

有时，愤怒不仅是对慢性病的反应，也是疾病本身的结果。例如，脑卒中患者往往会影响大脑的部分功能，这些患者表达或抑制情感的能力可能受到影响。因此，一些脑卒中患者可能表现出无故哭喊或突然发脾气。

认识到或承认您在生气并识别出您为什么会向谁发脾气是学习如何有效地管理您的愤怒的重要步骤。管理您的愤怒也包括找到表达愤怒的正确方法。假如得不到发泄，愤怒会严重影响您的健康。它会累积起来，或爆发并冒犯别人，或压抑在心里，加剧您情绪低落的程度。

1.2.6　为何时常感到情绪低落

很多慢性病患者在得病后由紧张、愤怒，慢慢变得情绪无比的低落。这是抑郁的表现。抑郁可能是一个吓人的词语。一些人更愿意说他们很"忧郁、情绪低落"或"感到意志消沉"。无论您称它是什么，抑郁也是得了慢性病之后的一种正常反应。

有时要看出您什么时候抑郁是不容易的。要看出自己什么时候正在变得抑郁，从而在陷入更深的抑郁之前控制住自己，则困难更大。正如有不同程度的疼痛一样，也有不同程度的抑郁。假如您的病在生活中会给您带来许多苦恼和麻烦，那么您几乎必定有或已有一些抑郁的问题。每个人都会在某个时候感到抑郁，不同的只是在于有些人知道如何正确对待它，而有些人却对它不知所措。有几种不良情绪会导致抑郁的产生。

（1）恐惧、焦虑和（或）对未来的不确定。无论这些情绪是否来自于对钱财、疾病过程或您家庭的担忧，只要这些问题无法被您自己或其他有关的人解决，这些持续的担忧便会引起您的情绪低落。通过早期面对这些问题，您和您的家庭将只需花较少的时间去处理它们就有更多时间去享受生活。

（2）挫折感。您可能发现自己会这样想，"我只是不能做我想做的事""我感到无助""我过去自己能做这个"或"为什么每个人都不理解我"。这类情绪会使您感到更孤独并较长时间盘踞在您心里。

（3）失去对生活的控制。这种情绪是由于您必须依赖药物来减轻症状，必须定期看医生，必须依赖别人帮助您完成您的日常生活活动（诸如洗澡、穿衣和做饭等）产生的。这种失去控制的感觉会使您对您自己和您的能力失去信心。

在实际生活中，这些情绪通常是结合在一起出现的。这使得确定抑郁的真正根源更为困难。同样，我们一般无法意识到自己什么时候抑郁或不愿意承认自己确实处于抑郁的情绪之中。

1.2.7 忧郁的表现

如前所述，学会识别忧郁的表现，是学会如何管理它的第1步。总体而言，如果患者出现了忧郁症状，往往表现为患者正常行为、习惯等的改变。

（1）兴趣改变：

1）失去对朋友和活动的兴趣。不想与任何人说话或不想回电话，别人按门铃也不理睬。孤僻是抑郁的一个重要表现。

2）对自身的照顾和穿戴失去兴趣。

3）失去被拥抱或性活动的兴趣。这些问题有时也会因药物的不良反应所致，所以最好与医生讨论一下。

4）有自杀念头，对人生失去兴趣。假如您的不愉快已经让您产生自杀的想法，那么请向医生、您的好朋友、邻居或街道卫生干部寻求帮助。这些不良情绪一般都会慢慢过去，所以如果您有了厌世的情绪时，一定要积极寻求帮助，不让悲剧在您和您所爱的人身上发生。

（2）习惯改变：

1）改变了睡眠习惯。睡眠困难、睡眠受干扰或比平常睡得多。通常易入睡也易惊醒，并且不能再入睡。

2）改变了饮食习惯。这种变化从失去对食物的兴趣到不寻常地、无规律地或过多地饮食。

3）无意识的体重变化。短期内增重或减重超过4公斤。

（3）性格改变：

1）持续6周以上的心情不愉快。

2）看不起自己。有无用的感觉，产生消极情绪，对所有一切是否物有所值感到怀疑。

3）无法果断做出决定。感到困惑，不能集中思想。

4）频繁的争吵。易对一些小事情发脾气，也对以前从不厌烦的事发脾气。

（4）体力改变：

1）丧失体力。感到疲劳，且总是感到没力气。

2）频繁的事故。应警惕在走路、开车或搬放东西等时候的漫不经心和事故发生的增加。当然，您必须考虑到由于患病而带来诸如平衡不稳定或反应变慢等身体上的问题。

上面这些忧郁的表现，也许有些是您很熟悉的。忧郁是慢性病的一个十分真实、普遍的症状。

1.2.8 时常睡不好和慢性病有关吗

许多慢性病患者通常抱怨最近睡不着、睡不好、睡不够，醒后仍觉疲倦等，即我们常说的失眠。未曾发生过失眠的人，恐怕不能体会失眠的痛苦。失眠者最大的问题是白天不能正常运作。另外，失眠不但影响患者个人。事实上，整个社会都必须一起付出代价。失眠既影响人际关系、记忆力、认知能力，长期失眠还可导致交通事故多发。从生理上讲，在我们睡觉时只需少量能量来维持身体的功能，因此，睡眠是使身体集中修复的时间。假如没有获得足够的睡眠，我们会感受到多种其他症状，诸如疲劳和不能集中注意力。但这并不意味着疲劳或不能集中注意力总是由缺乏睡眠引起的。记住，与慢性病有关的症状有许多原因。假如您已经注意到自己的睡眠发生了改变，那么至少，疲劳是您睡眠问题的部分原因。

（1）失眠的原因：

1）生理疾病：如胃溃疡、心脏、肾脏引起的生理异常等，其中疼痛是最容易干扰睡眠的原因。

2）精神疾病：如焦虑症容易失眠；忧郁症也可能产生失眠或嗜睡。

3）药物影响：最近喝了刺激物、吃了特殊食品、服用感冒药或其他药物。

4）睡眠异常：未必是生理性的。若是生理方面，例如个性原本就比较紧张，容易失眠或是睡眠的神经机制出现问题；若是心理性，多见于对睡眠观念的错误。有一种认知性失眠的患者，生理指征显示已入睡，睡眠结构亦正常，潜伏期不比别人长，但此症患者却在认知上认为自己睡不好、没睡。这种患者，只能让他上一些睡眠健康教育课程，设法改变其认知。

5）不良的睡眠卫生习惯：如不把床当床，日积月累使床与睡眠无直接联结。对于这种患者，应教导其正确的睡眠卫生观念。

6）阻塞性睡眠窒息：因为上呼吸道阻塞，这种患者会在睡眠中窒息，到一定程度时，造成血氧缺乏，血中二氧化碳过高，造成患者必须醒来换一口气，故经常间歇性醒来。患者特征多为中年肥胖男士，脖子短而粗，口腔、软腭肥厚，一定会打呼，但声音和常人不一样，是因为其呼吸道狭窄，气流产生涡流的声音。

7）晚上睡眠不好：也可能是由于自己一天之内午睡或小睡的时间或次数过长或过多所致。这些信息可通过记睡眠日记的办法得到。记睡眠日记还可得知当日是否有一些额外的事件影响到了自己的作息和睡眠。

（2）失眠的主要表现：

1）睡不着：入睡不易，入睡初期辗转反侧。

2）睡不好：不仅睡不着，睡着后还睡不好，易受干扰，睡眠无法持续，无法深度睡眠。睡得好不好亦受主观认知影响，例如做梦，有人认为因为做梦，所以睡得好；有人却认为因为做梦，所以睡得不好。

3）睡不够：醒来后难以入眠，早醒。

研究发现：长期失眠患者中，70%不就医，都只是自行服用非处方药。40%则是买酒来解决，但酒精会抑制后半夜的速眼动睡眠，后半夜反而睡不好、易醒，可能当事人还不晓得是喝酒所引起，甚至还认为喝得不够多，若继续喝多，就容易上瘾。

1.3　慢性病自我管理概述

"自我管理"好像是一个非常简单的术语。无论是在家里还是在商业界，管理者们都起到指挥全局的作用。他们不是事事都亲自动手，而是常常与他人（包括顾问）协作，共同完成工作。您对某些事情采取的行动，很大程度上取决于您对它的看法。例如，如果您把患慢性病看做是落入了一个很深的陷阱，并认为您不可能从陷阱中爬出来，那您或许真的很难激发自己爬出来。您的想法很大程度上将决定您今后的健康状况及您如何应付您的健康问题。

1.3.1　什么是慢性病自我管理

慢性病自我管理指的是在医务人员的支持下，个人承担一些预防性和治疗性活动。最为成功的自我管理者是将自己患病看做是去走一条路。这条路，像世上许许多多路一样，有起有落，有时平坦开阔，有时坎坷艰难。想走过这样的一条路，人们必须应用许多的策略。有时您需要走得快一些，有时您又必须慢行，还需克服很多的障碍。好的自我管理者是掌握了穿越这样一条"道路"所需技能的人。这些技能主要可分为以下3类。

（1）对付慢性病所需的技能。患任何慢性病都要求您做些新的事情，如服药、使用空气过滤器或吸氧等。它还意味着更频繁地与医生和医院打交道。有时还需增加新的锻炼活动和改变饮食。所有这些便构成了管理您所患疾病必须要做的工作。

（2）继续您的正常生活所需的技能。仅仅得了一种慢性病并不表明您的生活从此结束了。您每天仍然要尽量做家务，仍然要保持与朋友的正常交往，继续工作，继续与每位家庭成员保持亲密的关系。那些以往轻而易举的事情在您患病后可能会变得非常复杂。为了维持您原有的日常活动和享受生活的乐趣，您需要学习一些新的技能。

（3）应付情感变化所需的技能。当您一旦被确诊患有某种慢性病，便意味着您的未来有所变化，随之而来的还包括您对未来打算的改变、情绪的变化。这其中大部分的情感是对人有负面影响的负性情感，包括生气（为什么偏偏让我得病——这太不公平了）、情绪低落（我再也没什么办法了，再也没用了）、灰心沮丧（无论我做什么都无济于事，我再也不能做我想做的事了）或孤独（没有人理解我，没有人愿意待在得了病的人周围）。因此，"穿越"慢性病这条路,也包括掌握技能来克服这些负性情感。

自我管理的任务

1. 照顾您的疾病(如服药、体育锻炼、看医生、改变饮食)。

2. 完成您正常的日常活动(家务、上班、社会交往等)。

3. 管理您的情绪变化(因患病所致的变化,如生气、对未来的担心、改变对未来的预期和目标。出现情绪低落时,还包括您与家人或朋友关系的调整和改变)。

有了以上这些背景知识,您便知道自我管理其实是利用有关技能来:①管理、对付您所患慢性病引起的任务。②管理和继续您的日常活动。③管理由慢性病所致的情绪变化。

1.3.2 如何成为一名积极的自我管理者

许多人都把人生比作一条路。这条路有时宽阔平坦,有时坎坷曲折。得了慢性病并不意味着我们的人生之路就此结束,不过是使我们的人生之路比以前更加曲折、更加困难而已。对待慢性病所致的问题,大家往往有2种不同的方式:一种是我们什么也不做,听之任之,完全依靠医生,逐渐丧失了主动性和做自己感兴趣事情的能力;另一种做法是我们通过努力改善和维持自己的健康状况来重新获得和保持过去拥有的快乐。不管大家怎么做,我们都是在管理自己所患的慢性病。我们希望每一位慢性病病友都能采取上述的第2种方式来对待慢性病所致的各种问题,成为一名积极的自我管理者。和一个单位或家庭的管理者一样，一名积极的自我管理者应该愿意根据自己的情况学习各种自我管理的技能，并对自己管理慢性病所致问题的能力充满信心，从而担当起每天的保健任务，使自己的生活更充实、更快乐。可见，自信心是成为一个积极的自我管理者的关键。因为有了自信心，人们往往感觉做某件事会成功，也愿意为此投入更多精力，哪怕遇到再大的困难也会坚持，且容易克服一些悲观、焦虑等不良情绪。许多慢性病患者正是由于对自己缺乏自信，才不知怎么做。下面将告诉您怎样提高自己管理慢性病的自信心。

有4种办法可帮助我们逐渐产生和提高自信心，从而成为一名积极的自我管理者。

（1）勇于实践，成功地完成某一行为或活动。一个人假如能够做出某一行为或活动是表明自己有能力执行该行为的最有力的证据。一次成功地完成某一行为或活动能帮助人们增加其对熟练进行某项活动，完成某一任务的自信心。如某人现在能在游泳池里游10米，他对自己下一次游20米的自信心将大大提高。在这里，成功最为重要。因此，在日常生活中我们要学会将改变某种不良行为的任务细化为一个个小的阶段性的行为改变目标，采用与自己签订行动计划合约的办法，逐步达到所设目标。这样通过分阶段细化要完成的任务，不断获得成功，可使人增强自信心。如要达到每天喝6杯水的目标，可与自己签订合约，先从每周喝6杯水开始。并在每周喝6杯水成功后，增加到每天喝2杯水。以后循序渐进，直至养成喝水的习惯。又如我们要养成每天散步30

分钟的锻炼习惯，可首先从每天散步10分钟，一周只做3次开始，并与自己制订周行动计划来约束自己。成功后，增加到每天散步10分钟，一周锻炼4次，从而不断取得阶段性的成功，直至养成每天散步30分钟的习惯。

（2）向周围有经验的人学习。在日常生活中，我们要善于有意识地接触一些自我管理做得非常成功的人。看看他们是怎么做的？他们有什么经验和教训？要认识到，同样是慢性病患者，他们能做到的，我们通过努力和坚持也一定能够完成。这样，我们的自信心将不自觉地得到提高。

（3）听从别人的劝说、鼓励，努力寻找别人的支持。人们能够通过别人介绍其执行某行为或活动的成功经验，来帮助自己建立起执行该行为或活动的自信心。任何人做任何一件事能够取得成功，肯定积累了宝贵的经验或教训。这些成功者或失败者的劝导、鼓励对我们执行某一行为、完成某项任务有着非常重要的借鉴和指导意义。这可以减少我们的盲目性，增加我们成功的可能性。因此，在慢性病的日常管理过程中，我们一定要尊重并认真听取别人的劝说。另外，在这个过程中，如果我们能得到别人的支持和鼓励，那么一定程度上，也能够增强我们完成某行为或任务的自信心。因此，我们应尽量多参加一些社区的集体活动，通过在集体这个很容易得到互相支持、互相帮助、互相鼓励的环境中活动，提高我们获得成功的自信。如要养成锻炼的好习惯，我们可以和几个好朋友一起锻炼，互相监督、互相鼓励；也可参加到社区中现有的一些集体锻炼小组中去，如太极拳锻炼小组、关节操锻炼小组、扇子舞蹈队等。

（4）消除不良情绪，保持快乐的心情。有人说："如果你快乐，你就有自信心。"的确，充满压力的环境可通过不良情绪的产生来影响一个人的自信心。焦虑和情绪低落等不良情绪的产生，本身也就代表一个人对自己执行某种特定行为的能力缺乏自信。因此，我们可通过学习一些办法来消除不良情感，激发出积极的情感，从而提高我们对自己能力的自信心。消除不良情绪、保持快乐的心情，很重要的一点便是要认识到：生气、害怕、焦虑、灰心沮丧等不良情感是很常见的表现，几乎每个人都会发生。得了慢性病只不过会使我们比正常人更容易出现情绪波动和变化而已。我们应该能够通过积极的心理调节来消除这些不良情绪的影响。消除不良情绪的一个好办法就是学会写情感日记。写下我们对生活不同方面的想法和感受，尤其是那些不能和别人交流的想法和感受。心理学家发现，将自己的感想写出来能帮助人们更好地感受和处理所面临的情感问题。另外，在本书中我们还将教给大家一些做渐进性肌肉放松、积极的自我谈话的好办法。

自信心之所以重要，还因为自信心的提高能直接影响一个人的信念、态度、情绪，并改善人们的健康功能和症状。因此，注重自信心的提高非常有益，是成为一名积极的慢性病自我管理者的必备要素。

2

老年慢性病自我管理的基本技能

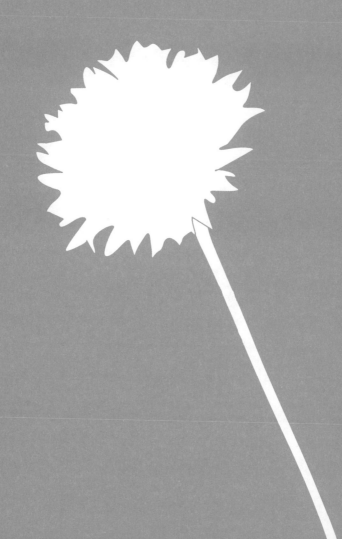

2.1　解决问题的方法

2.1.1　解决问题的基本步骤

在日常生活中，我们会不断地遇到各种问题。解决问题的途径有很多，而每个人的经验、知识、能力相对有限，所以我们应该学会从别人那里寻求帮助或者帮助其他病友走出困境。介绍一种解决问题的基本步骤，它不是解决某一特定问题的具体方法，但这种解决问题的基本步骤几乎适用于在日常生活中遇到的所有问题。这些基本步骤概括如下。

（1）找出问题（最困难和最重要的步骤）。

（2）列出解决问题的办法。

（3）选一种方法尝试。

（4）评价结果。

（5）问题没得到解决时，用另一种方法代替第1个无效的方法，继续尝试。

（6）利用其他资源（如果您的解决方法无效，应请求朋友、家人、卫生专业人员的帮助）。

（7）接受现实，此问题目前可能无法立即解决。

2.1.2　如何解决问题

在我们的日常生活中，我们应如何运用解决问题的步骤来解决实际碰到的问题呢？

解决问题的第1步，也是最重要的一步，是找出问题。很多时候我们能一下子就发现问题，但有些时候，有的问题不是直接显现的，而是间接影响你的生活，所以我们要找到问题的症结所在。例如，有的人感觉疲劳，可能不是因为工作引起的，而是因为缺乏身体活动导致机体耐力下降。

找出了问题所在，下一步是列出解决问题的办法。也许您自己可能会想出许多好办法，但通常从别人那里您能获得更多的帮助。正如"三个臭皮匠，顶一个诸葛亮"。这些人可以是亲戚、朋友、家人、卫生专业人员或社区其他的人。例如，消除疲劳，可通过在中午的时候散步来增进他（她）的健康状况；或在午休时间提供一个可供他（她）小憩或休息的地方；或向医生了解一下他（她）所用的药中是否有能引起疲劳的药物；或者查阅有关情绪低落的资料看看疲劳是否由于情绪低落所致。还可以制订一个增加身体活动的计划，提高其耐力水平；也可到社区参加许多锻炼小组，如太极拳、练功十八法、广播操、跳舞队等进行集体锻炼；也可和你的家人或朋友一起锻炼。还可以计划到您子女所住城市进行一次旅游探亲，和您子女共住一段时间。

当您有了上述一系列方法后，请选择其中一种你最愿意实施的方法进行尝试。在您尝试某种新事物时，请记住，一般来说，要掌握任何新方法、新活动，一开始总是较为困难的。有些新方法的效果也很难在短时间内就显现出来。因此，在决定某种方法是否无效之前，一定要给这种可能很有潜力解决问题的办法一定的时间去实践。例如，在中午的时候散步可能有助于他（她）的身体变得更适宜，也能帮助他（她）确定自己是否情绪低落。如果是因为情绪低落引起的疲劳，他（她）的疲劳感会在散步后有所减轻。

在给您所选的方法一个公平的尝试以后，再来评估其结果。若一切进行顺利，您的问题将得到解决。

若您的问题仍然没有得到解决，则请您从所列出的方法中找出另一种方法代替，再做尝试。

如果这种解决方法仍然不能解决您的问题，那就应该利用其他资源（朋友、医生、专家）寻找更多的办法。若以上都无效，您可能不得不接受这个事实：您的问题不能立即得到解决。应正确对待这个事实。因为有些问题，如一些社会问题、医学问题，可能目前不能立即解决，但并不意味它以后不能解决，也不表明该方法不能成功地解决其他的问题。千万不要放弃，应不断地努力。

2.2 设定目标和制订行动计划

目标设定是自我管理最重要的技能之一。所谓目标是我们在未来3~6个月中想要完成的事情，如将血压控制在140/90毫米汞柱以下；学会打太极拳；养成每天喝水6~8杯的习惯。其实，人生的每一个阶段都有一定的目标指引，如小学生的目标是考入重点中学；中学生的目标是考入理想的大学；还有买房子、结婚、生孩子……可以说，没有目标，人生便失去了方向。因此，对于慢性病患者来说，我们在管理所患疾病的过程中也应该用目标来指引自己进行有计划的行动。

2.2.1　怎样确定您要完成的目标

　　首先将您近期最想做的所有事情列出来。比如有的人想减轻体重5公斤；有的人想增强自己的体质，减少感冒次数以避免哮喘的发作；有的人想通过膳食调节控制血糖；有的人想学会太极拳；有的人想通过减肥来改善他的心脏病。还有一些人，可能既有高血压，又有关节炎、腰肌劳损，不知先解决哪一个为好？那么请在列出的几个目标里，在您认为最重要、想第1个完成的目标上加一个星号（＊），作为接下来要完成的目标。

　　目标：

　　1. 高血压的控制

　　2. 学习太极拳

　　3. 减肥＊

2.2.2　怎样分解目标

　　目标通常看起来像一个梦，有时我们觉得它们很空、很遥远，以至于不想努力去完成。而且目标往往较大，不能够一下完成。所以应该学会将目标分解为更小的、更具体的、更易操作的几个任务和步骤，并找出相应的方法来执行。就拿减肥为例来介绍如何将目标分成几个步骤来做。如某人的目标是减重5公斤，可通过：①每天散步30分钟；②每周素食3天；③控制睡眠时间等步骤来进行。

　　达到任何特定的目标都有许多的方法和途径可供选择：减肥的人可以决定少吃脂肪含量高的食物，或者不吃零食、不吃餐前甜点，或开始一个锻炼计划来增加身体活动。达到同一目标有多种实现途径，现在的任务是列出这些可能的选择，然后从中选出1种或2种您愿意做的。

在下面列出可达到您主要目标的各种可能的选择，然后在下周想马上执行的一项上加一个星号（＊）。

选择：

1. 增加身体活动＊ _____

2. 不吃含脂肪高的食物 _____

3. 不吃零食、不吃餐前甜点 _____

4. _____

2.2.3 怎样制订周行动计划

找到了实现目标的办法之后，下一步就要马上行动！赶紧为您下周要做的事情，制订一个周行动计划。周行动计划是一个工具，能帮助您做自己希望做的事，起到自我约束的作用，而不是为了取悦您的朋友、家人或医生。

您要注意的是，必须确保您的计划是改变特定行为的计划，如减肥不是一个特定行为，而是目标，但是散步、少吃甜食、坚持服药则是特定的行为。

第2步，制订一个特定的执行计划。如果确定了您想做什么而没有相应的执行计划，这是毫无价值的。制订行动计划应该包括以下的所有步骤。

（1）确定您具体将做什么？您将散步多远，您将如何少吃，您将练习哪种呼吸技巧？

（2）您将做多少？您打算散步大约200米，3天不吃甜点，做15分钟呼吸锻炼？

（3）您什么时候做这些事情？这里也必须非常具体，诸如中饭前、在淋浴的时候、下班回家时，把一项新活动与日常的旧习惯联系在一起，是确保它完成的一种好方法。另一个好主意是将新的活动安排在您平日每天要做的、最喜好的老活动中，如看报纸或看喜欢的电视节目之前去做。

（4）您一周将做几次该活动？可能大家都希望1周内每天都做。但我们是老年慢性病患者，经常会碰到下雨、不舒服等突发情况，所以每天都做压力较大。通常最好定1周做3~4次。这样您将感到压力更小，不仅可以给自己一点休息的时间，而且能保证行动计划的成功完成。

如果您想做得更多，超额完成任务当然更好。我们要的就是成功的感觉，那样可以提高我们的自信心。

一份成功行动计划的基本要求

1. 是您想要做的事情（不是别人认为您应该做的或您认为自己不得不做的）

2. 合理的（是本周您预计可以完成的事情）

3. 改变特定行为（如降低体重不是一个行为，散步是一个行为）

4. 需回答以下问题

做什么？

做多少？

什么时候做？（详细到每周的哪一天、什么时间等）

一周做几次？

5. 自信心7分或7分以上（是您将完成整个合约的自信心有多高）

这里有几个您制订周行动计划时应遵循的原则，它可帮助您成功地完成您的合约。首先，从您的实际出发，量力而行或开始时稍慢些。如果您只能散步1分钟，那么您的散步计划一开始应该是：散步1分钟，每小时或每2小时1次。而不是一开始就要求自己散步30分钟。如果您从未进行过任何的锻炼，则一开始必须要有5~10分钟的热身运动。如果您想减肥，应该在您现有饮食习惯的基础上设定目标，诸如饭后不再吃东西。

一旦您已制订了行动计划，还要问自己一个问题：以0~10分来评价，0代表完全没信心，10代表完全有信心，我有多大的自信心来完成这个合约？

如果您的答案是7~9分，这可能是一个合理的行动计划。如果您的答案是7分以下，您应该再看看您的行动计划，适当减少时间或频率，以增加你的自信心。如果是10分，说明这个计划对你来说轻而易举、毫不费力，那就要适当增加强度，直到这个计划对你来说既能完成也要付出一些努力。

一旦您制订了一份让您满意的行动计划，就请写下来贴在您每天都能看到的、醒目的地方。这样可以提醒我们每周要完成自己的行动计划。

2.2.4　执行行动计划

如果制订的行动计划切实可行，完成它通常相当容易。执行您的行动计划时应该记录您每天的活动，并请您的家人或朋友协助检查您做得如何。向他们汇报您的进展是一种很好的激励。

2.2.5　如何检验行动计划执行的结果

每周末，看看您是否完成了周行动计划，是否更接近您的目标。您能散步更远吗？您的体重减了吗？您的疲劳是否减轻了？对事情的进展做出评价很重要。您可能看不到每天的进步，但您应该能看到每周会有一点点进步。这样会提高您继续完成下一步计划的自信心。如果碰到问题，就应先解决问题。

2.2.6　正在进行的行动计划需要调整吗

当我们开始执行计划时，经常会碰到第1个计划往往不是最可行的计划。

如果某项计划不可行，也请不要放弃。要试试其他的计划，如调整您的短期行动计划，使其更简单些；给自己更多的时间来完成那些艰难的任务，选出实现您目标的新步骤；或同专家顾问联系，从他们那里获得建议和帮助（参见解决问题的技巧）。

2.2.7 如何让自己更有动力去做这些事

对于一个好的自我管理者来说，最快乐的事情是在完成任务后得到应有的奖励——过着比以前更充实、更舒适的生活。但是不要等达到目标时才给自己奖励，而是要经常奖励自己。例如，事先定好，以看报纸作为奖励，完成锻炼后才能看报纸。有一个自我管理者，每次只买一两个水果，这样他（她）必须每天或每两天就步行半里路到超市去再买些水果。另一个自我管理者，他成功地戒烟了，就用那笔本用于抽烟的钱将房屋粉刷了一遍，而且还剩下足够的钱可以同朋友去旅游。奖励不一定要奇特、昂贵或丰厚，不断地创造出更健康的乐趣能为我们的生活添增色彩。

最后要注意，不是所有的目标都能实现。得了慢性病可能意味着不得不放弃一些选择。如果这也是您的实际情况，不要太关注自己不能做的事情，而是应该着手开始另一个您想完成的目标。我们认识一个坐在轮椅上的自我管理者，他说自己能做90%的事情。在日常生活中，他尽量把这90%的事情做好。他同样认为自己活得很有意义。

2.3 社区资源

2.3.1 当感觉到需要帮助时怎么办

在日常生活中，我们常常会遇到很多需要自己解决的问题。这时候，您应该权衡一下您自己是否能独自解决。因为作为一名老年慢性病患者，随着年龄的逐渐增长，机体功能也渐渐衰退，很多事情都会觉得力不从心。同时随着对自己所患疾病症状的深入了解，您也应该知道什么事情是自己力所能及的，什么事情是需要别人的帮助才能做到的。如果觉得自己不能独自解决的时候，您一定不要勉为其难，应该尽可能地利用周边的资源获得帮助。

2.3.2　如何获得自己需要的帮助

我们可获得的资源首先来自于家庭，其次是亲朋好友。对于大多数人来说，家庭和亲朋好友也是提供帮助的主要来源（图4）。因此，我们平时遇到困难、需要帮助时，首先要询问家人、亲戚、朋友，获得他们的帮助。但也有没有家人或亲朋好友可提供帮助或者家人和亲朋好友也无能为力的情况，这时候，您就必须在您的社区寻找其他的帮助来源。

寻找您所需要的帮助有时非常简单，只需浏览一下电话号码簿或者上网查询，然后再打几个电话。有时也许颇费周折，需要用一些途径去寻找。社区资源的侦查，首先必须是发现线索，然后顺着线索追踪下去。

在您的社区中有很多组织既提供信息和直接服务，也提供中介服务，如社区服务中心、老年活动中心等机构。这些机构提供资料、讲习班、娱乐机会、营养计划、法律和税务帮助及社会服务。社区或街道干部、当地图书管理员可能知道这些机构在哪里，有时报纸上也可得到这类信息。

医院和其他卫生保健组织也可以提供帮助。您可以给当地医院、卫生保险部门打电话，寻求帮助。您经常看病的医生也知道在他或她所在医院里可得到的服务。

另一个可去访问的资源是图书馆。尤其当您想查找有关您所患疾病的资料时，这是非常有价值的资源。图书馆及图书资料管理员能够提供许多信息和咨询服务。

当地报纸也是极好的资源，每个地方的各类报纸都有"卫生或健康"专版、"每日要闻"版，这些专版的编辑都十分了解社区资源。报纸上"每日要闻"和"分类广告"版面对您搜寻资源可能最有帮助。一些机构常常在这两个版面刊登讲习班、讲座和其他事情的广告。即使对刊登的事情不感兴趣，记住他们的联系电话，也可能是您搜寻其他事情的一条重要线索。其他如《自我保健》、《大众卫生报》《健康报》、《家庭保健》等报刊中，都有许多对您有帮助的信息。

另一个最为重要的、可从中获得信息和帮助的资源是专门帮助某种特定疾病患者或老年人的志愿者服务组织，如肿瘤俱乐部、慢性病俱乐部、社区志愿者服务队等。前两个组织可提供关于您疾病的最新资料，并且对患该病的患者给予支持和直接服务。

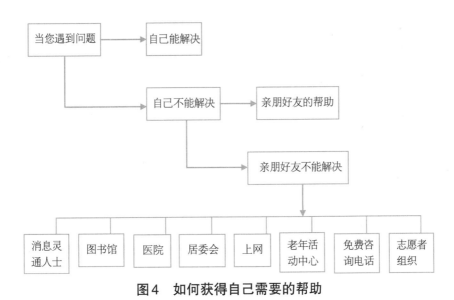

图 4　如何获得自己需要的帮助

2.4 用大脑来管理症状

我们的想法和感觉、快乐及忧伤都能影响我们的身体。三国时就有"望梅止渴"的故事；还有一些呼吸系统疾病的患者，一想到运动便觉得呼吸困难；又如我们一想到吃酸橘子，口内就不自主地分泌出许多唾液。

这些简单的例子都证明了大脑功能的强大，也证明了大脑的思维活动是可以对我们的机体产生影响的。因此，我们可以利用大脑的能力来帮助管理躯体的一些症状。通过培训和练习，我们可以学会用大脑来放松身体、减轻压力和焦虑，减少由躯体和情绪方面的症状引起的不舒适。大脑能有效地帮助您减轻多种不同疾病相关的症状，特别是疼痛和呼吸急促，还能帮助您减少对药物的依赖性。

2.4.1 什么是放松

尽管大多数人都听说过或知道放松这一活动，但有些人仍对放松是什么、它的益处是什么、如何进行放松感到困惑。我们平时经常会提到放松这个词。放松对不同的人意味着不同的事情，同时也有许多可让我们放松的方式。例如，我们可以散步、看电视、打保龄球、编织、种花或养鸟。然而这些方法不同于我们将要讨论的技巧，因为它们包括一定形式的躯体活动，并需要您的大脑将注意力集中到这些活动上。两者的区别在于，放松技巧是积极地用大脑来帮助我们的机体获得松弛状态。

　　我们知道，放松虽然不是灵丹妙药，但也是一种治疗方法。它是一种通过训练，有意识地控制自身的心理、生理活动，改善机体紊乱功能的心理治疗方法。如同其他治疗方法一样，它也有其特定的使用原则和用途。人类通过放松疗法治疗某些疾病已有很长的历史。我国的气功疗法、印度的瑜伽术、日本的坐禅及近代德国斯库尔兹的自我训练法和美国的渐进性放松训练等，都是以放松为主要目的的自我控制训练。大量实践表明：这些放松训练可以使机体产生生理、生化和心理方面的变化，不但对于一般的精神紧张、神经症有显著的疗效，而且对某些心身疾病也有一定的疗效。因此，放松训练可以广泛地应用于正常人的保健，消除运动员、学生的紧张，提高成绩及可用以治疗多种心身疾病（心理、生理疾病）与神经症。放松的目的是把外面的世界关闭，让大脑和机体处于休息的状态。这可使您避免那些会加剧症状的紧张因素。有些放松技巧仅用于松弛肌肉，而有些还可减少焦虑和过激的情绪或转移注意力，所有这些改变都有助于症状的管理。

2.4.2　放松的原则

　　（1）挑一个安静的地方和一段安静的时间（保证您至少有10~15分钟不会被打扰）进行练习。

　　（2）每天练习该技巧2次，在任何情况下1周不能少于4次。

　　不要盼望有奇迹出现。一些技巧需要较长时间的练习才能掌握，有时需要持续3~4周您才能真正开始觉察到它的益处。

放松是大有裨益的。最大的问题是您可能会觉得它很枯燥。因此，如果它让您感到不愉快或使您更紧张或焦虑，您或许应改用其他的症状管理技巧。

2.4.3　什么是肌肉放松

肌肉放松是症状管理的最常用的认知性放松技巧之一。由于它很有用处，所以非常流行。放松训练是基于下述理论假设，即认为一个人对外界事物的反应包含情绪与躯体（生理）两部分。假如能改变躯体的反应，情绪也会随着改变。至于躯体的反应，一部分是属于受随意神经系统控制的随意肌肉反应，它可由人们的意念来操纵。也就是说，通过人的意识可以控制随意肌肉的活动，再间接地把情绪松弛下来，建立轻松的心情状态。在日常生活中，当人们心情紧张时，不仅情绪上惊慌失措，连身体各部分的肌肉也变得紧张僵硬，即所谓心惊肉跳、呆若木鸡；当紧张的情绪松弛后，僵硬的肌肉若还不能松弛下来，则可通过按摩、沐浴、睡眠等方式让其松弛。基于这一原理，放松训练就是训练一个人能随意地把自己的全身肌肉放松，以便随时保持心情轻松的状态。现在我们知道了躯体紧张或肌肉紧张会增加疼痛、气短或情绪忧郁，而放松肌肉有助于消除这些不良症状。相信大家一定有了学习如何进行肌肉放松的动力。

肌肉放松是在各种情况下都容易学习和练习的。它也是一种短期就能给我们带来一些好处（如疼痛、紧张或肌肉紧张度的减少，获得平和正常的呼吸）的技巧。肌肉放松是减少疼痛和肌肉紧张的一种有效策略，从而可以帮助我们控制气短和获得更充分的睡眠。

（1）渐进性肌肉放松法。美国生理学家艾德蒙德·杰克贝森（Jacobson E）设计了渐进性肌肉放松法。他发现，若要放松，人们必须知道紧张和放松的感觉是什么样的。他认为一个人只有学会如何识别紧张，然后才能学会放松它。通过一个简单的练习可以帮助人们学习这一技巧。

要放松肌肉，您需要知道如何细查您的身体，找出您身体的哪个部位出现了紧张，并放松该部位的紧张。第1步，将让您逐渐熟悉紧张的感觉和放松的感觉有什么不同。这个简短的练习将使您能够比较和区分肌肉紧张与放松的不同感受。他的放松训练涉及60组不同的肌肉。通过实践，您能够正确地定位及放松身体任何部位的紧张。另外，杰克贝森认为：放松肌肉、降低肌肉的紧张程度可直接使焦虑消除。因此，渐进性肌肉放松练习还是对抗焦虑的一种常用方法，和系统脱敏疗法相结合，可治疗各种焦虑性神经症、恐惧症，且对各种身心疾病都有较好的疗效。

1）操作方法：坐着或躺下，使自己尽可能地舒适。松开所有紧绷的衣服。双腿和踝关节自然放置，不要交叉，让您的身体完全由所坐或躺着的平面所支撑。

闭上您的眼睛。深吸一口气，让您的胸腔充满空气并逐渐将空气导入腹部。屏住……然后通过紧缩的嘴唇呼气。呼气时应尽可能地快，让您身体所有的肌肉感到过度用力，就像整个身体沉入到您身下的地面中……

　　这项练习将指导您如何使身体的主要肌群先处于紧张状态，然后再进行放松。如果您身体的某一特殊部位有疼痛，可让这部分肌肉轻微紧张或根本不收缩，并着重于努力使其放松。

　　将注意力放到您的脚部肌肉和腓肠肌（俗称"小腿肚子"）上。将您的脚趾向后拉向您的膝部。注意让您的脚和腓肠肌感到紧张。然后释放并放松。我们会发现不舒服感正逐渐远离，取而代之的是轻松和温暖。

　　现在收缩您的大腿和臀部的肌肉。收缩直至感到紧张……释放并让肌肉放松。放松的肌肉让您感到沉重并由您所坐着或躺着的平面支撑着。

　　收缩您胸部和腹部的肌肉。注意在收缩时有意识地屏住呼吸。呼气并放松……现在深吸一口气，将气全部吸至腹部。当您呼气时，让所有的紧张随着呼吸流出。

　　现在，伸直您的手指，让您的手指紧张并绷紧您的手臂肌肉……放松。这时您会感觉到紧张渐去，血流重新通畅。

　　让您的肩胛彼此靠近，绷紧您的肩部和颈部肌肉。坚持……释放。注意肌肉是如何感觉到越来越温暖和有活力的。

　　绷紧您脸部和头部的所有肌肉。注意特别让眼四周和下颌部的肌肉感到紧张……现在放松，让您的下颌渐松弛、嘴巴微张……注意紧张与放松是否有什么不同的感觉。

　　现在再深吸一口气，将气尽量吸入腹部。当您呼气时，尽量将身体的紧张感随着呼气流出，让您的身体完全沉到您身下的平面，变得更为放松……

享受放松的舒服感……记住它。通过实践练习，您将能够熟练地识别出肌肉的紧张并释放它……

现在准备结束练习。进行3次深呼吸……准备好了的话，睁开您的眼睛。

2）注意事项：

a. 默读、录音或朗读指导他人进行练习时，声音一定要轻柔、舒缓。

b. 每遇到"……"时表示需停顿2~3秒钟以便练习者能完成动作。

c. 若有肌肉拉伤，就不要做肌肉放松练习。

d. 大约使用八成的力气即可。

e. 最好在不开冷气、灯光不要太亮、通风顺畅的环境下进行。

f. 除了听动作口令外，注意力要集中在放松的肌肉上。所以一般都是播放录音带，让人们边听边做（可自行录制录音带）。

g. 做完以后，不要突然或剧烈地动作，身体动作要和缓。

在进行放松训练时或做完后可能有很放松、很舒服、热热地、麻麻地、重重地感觉，甚至产生抽动、颤动、麻木感、瘙痒感、烧灼感、不平衡感、上浮感及知觉变化等。请不要惊慌，这些变化都有利于心身功能和神经系统的调整。所以要有意去体会肌肉放松给我们带来的感觉。

放松练习不可能一次就学会、一次就见效。若能每天坚持练习一次，大约2周后会有80%的效果。练习2个月后，效果会很明显，可以达到很深层的放松效果。

（2）放松功。祖国医学的气功锻炼是一种极好的自我放松疗法。它能帮助患者排除不良情绪的干扰，身心得到松弛，使人体的生理过程处于最佳状态，从而有利于人的健康。这里我们只介绍一种简单易行的放松功，以供实践。放松功是一种采用或卧、或坐、或站等姿势来练习的静功，一般是初学气功的人首先应学习掌握的入门功法。其内容主要是有意识地注意身体各部位，结合默念"松"字，逐步把身体调整得自然、轻松、舒适，解除紧张状态，从而调和气血、疏通经络、增强体质、防治疾病。放松功有四线放松、分段放松、局部放松、整体放松多种练法。这里我们只介绍分段放松的练习方法。

1）分段放松法：将全身划分为若干段，自上而下进行分段放松。其顺序为：头部—颈部—两上肢—胸、腹、腰、背—两大腿—两小腿—两足。或者是：头部—两肩两手—胸、背部—腹、腰部—两腿—两足。先注意一个部位，默念"松"。每一部位默念2~3次，然后再注意下一部位，周而复始，放松2~3遍。

2）练放松功的具体要求：①呼吸：自然呼吸；②姿势：卧位、坐位、站位皆可；③意念：除了将注意力集中在要放松的部位外，在默念"松"的同时想象该部位逐渐扩大，像云一样慢慢扩散消失。

3）放松肌肉的方法：轻闭双眼，从头部开始，按序一个部位一个部位地想象并放松。

（3）引导性想象（图5）。引导性想象是帮助处于紧张和困难时期的人减轻紧张，获得平和、宁静、放松感觉的一种方法。它是利用"大脑的能力"，通过视、触、嗅、听等感觉器官的内在作用，帮助人体修复和维持健康并达到放松状态，维持心理、身体、精神的平衡。当人们遇到恐怖、害怕的事情时，就会紧张，想到愉快的事情就会开心。引导性想象是一种历史悠久的放松技巧，作为一种有力的消除紧张和压力的管理工具，目前正越来越多地被应用到个人的自我保健和专业性治疗领域。

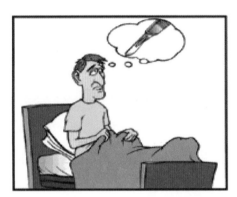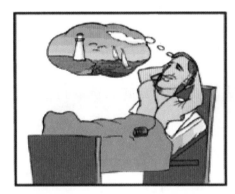

图5 引导性想象

引导性想象一般都是通过一个令人开心并非常有趣的故事让人先获得平静和放松状态，然后将注意力从所担忧的外在环境或症状上转移到内心的想象中。例如，当患者需要接受手术或非手术临床治疗时，一般都会产生许多的担忧（如疼痛、经济压力，甚至死亡），引导性想象可帮助患者及其家人在手术前、手术过程中及术后都保持平静的心态。它可使人们身处压力和困境时能"暂时在心理上逃避这种不良的处境"。在发达国家，许多医生都开始鼓励患者使用引导性想象的办法来提高治疗效果。最近有关研究表明：在手术之前使用引导性想象能有效降低患者的焦虑和疼痛。

虽然引导性想象不能替代药物或手术治疗，但它却是帮助患者及其家人应付紧张和挑战的一种廉价而高效的方法。虽然它不能取代医生、护士及家人的作用，但它却能提高卫生保健服务的质量并扩展卫生保健服务的范围。

引导性想象的操作方法：简单而言，引导性想象这种放松技巧就像引导您做白日梦，通过故事把您带到另一个时间和地点，将您的注意力从您的症状上移开。通过把自己置身于平和的环境中，这种方法可有力地帮助您达到深度的放松。

这里提供两篇引导性想象手稿带您进行精神漫游。您可以按以下的几种方式，选取自己较喜好的一个进行练习。

1）阅读几遍手稿直至您能记熟。然后坐在或躺在一个安静的地方，在您的大脑中努力重建那些风景。完成每个手稿需10~15分钟。

2）让您的家人或朋友慢慢朗读手稿，在每个省略号（……）处暂停3~5秒。

3）制作手稿的录音带，在方便的时候放给自己听。

引导性想象手稿1：乡村散步

尽可能让自身感到舒适，坐着或躺下。松开任何紧缩的衣服。伸直胳膊、腿及踝部。让您的身体有一种被您所坐或躺着的物体表面所支撑的感觉。

闭上眼睛。

做一个深呼吸，先通过鼻子让呼吸的气流通过所有的通道达腹部。屏住呼吸……轻轻呼出气流，放松全身，使全直身肌肉有种疲弱及沉重感……很好。

细查全身的肌张力，从头开始通过全身各部位直至脚趾。

让您的颌骨松弛，让您的头松垂于肩膀上以释放您的脸、头和颈部的任何紧张。使您的双肩很重地下垂。做深呼吸放松胸部及腹部。让胳膊及腿感觉沉重得像要沉入地表。

做深呼吸以感觉体内残存的肌张力。当呼气时，使全身肌肉有沉入体表以下的感觉。更进一步地放松……很好。

想象您正行走在古老的乡村小路上……太阳温暖地照在后背上，鸟儿在唱歌……空气宁静并散发着芳香。当您走着的时候，您的脑子仍然不自觉地想着当天值得关注和令人担忧的事。这时，您发现路旁有只盒子，您对它的第一感觉便是，在您充分享受在乡村的这段时间里，这个盒子是存放您所有担忧和烦恼的好地方。于是您将盒子打开，将压在您心头的所有压力、忧愁和关注全装了进去。您把盒子关上，并锁得牢牢的。您知道，一旦您做好了准备，您会随时回来处理它们的。

再上路时，您感觉轻松多了。不久，您来到一扇古老的门前。开门穿过时，门吱吱作响。进门后，您发现自己置身于一座草木繁茂的花园里，鲜花丛生……葡萄藤搭在垂木上，满地绿草，绿荫片片。深吸一口气，您能闻到花的香气。聆听鸟语虫鸣……感受微风，阳光温暖着您的皮肤。当您信步走上花园后的陡坡，您便走进了一片树林，这儿林木变得稠密，太阳穿过枝叶透下来。空气有些湿润，有些凉爽。您听到了附近溪流潺潺的流水声，闻到了散发的芳香。深深呼吸几次凉爽而芳香的空气，每呼吸一次，都会感到神清气爽。

很快，您走到了小溪旁，溪水清澈、干净，岩石和滚木上浪花四溅。您沿着溪旁小路向前走。小路指引您进入一处阳光普照之地，在此您发现一道小而独具特色的瀑布……水雾中有一道彩虹……

找一块舒适的地方坐下休息片刻，此地是您能感到完全放松的理想之处。

沉浸在这个温暖宁静的地方，您会感觉异常良好。

该返程了。您重新踏上小径，穿过阴凉而充满芳香的树林，走进阳光普照、草木旺盛的花园……带着最后一丝花香走出吱吱作响的园门……

现在您离开了这座神秘的花园，返回到乡村小路上。但是，您知道自己可以随时去拜访这个特殊的地方。

引导性想象手稿2：参观苹果园

让我们轻轻地闭上眼睛。这是一个阳光灿烂、空气清新的秋天。当您到达苹果园时，首先映入眼帘的是远处高山上五彩缤纷的颜色，山上有红色、橙黄色、褐色，提醒您季节正在变换，秋天来了。

漫步于苹果园中，您可以闻到非常好闻的苹果的香气。您和一起来的同伴都陶醉了。您先看看一起来的人中有几个是自己熟悉的……您伸手就触到了一个挂在树上的苹果。用力把它摘下来。这是苹果树送给您的礼物……看看这个苹果是什么颜色？是红色的？绿色的？还是黄的？用您的衣服轻轻擦干净这个苹果。擦过之后，苹果皮非常光亮，能照出您充满笑意的脸。这个苹果的外表给您的感觉怎么样……咬一口苹果并听一听它在您嘴里被咀嚼时发出的声音。品尝满嘴、满唇都是的苹果汁。充分享受这一快乐时刻……多么美味的苹果啊！

　　继续沿着苹果园中的小路往前走，小路两旁都是苹果树。这时您看见对面有一群人正朝您这儿走过来。他们是谁？您认识他们吗……当他们走到您旁边时，您与他们打招呼并开始了快乐地交谈。你们在谈些什么……您与他们告别后，继续沿着小路参观苹果园。您听到了什么声音吗……您听到了"啪"的一声吗？顺着声音仔细一看，原来路旁有一个苹果从树上掉了下来……苹果园美极了，有许多蝴蝶在空中飞舞。有各种各样不同颜色的蝴蝶，这些蝴蝶是不是使您想起自己小时候的快乐生活……这时您发现有一只花蝴蝶停在您的肩膀上。听……它有一个消息告诉您。是什么消息呢……它告诉您，"你可以摘些苹果带回家"。这个消息让您开心极了。

　　您选择了一棵苹果树，打算从树上摘几个苹果带回家。站在这棵硕果累累的大树前，您看见在绿色树叶的衬托下，苹果显得又红又亮。于是，您拿出相机拍了几张照片，留作纪念……开始摘苹果了，您用手轻轻地握住苹果，手感真好，每一个苹果脱离树枝时都会发出清脆的"劈啪"声……树叶在秋风中发出"沙沙"的声响，似乎在向您表示问候……当您的包装满了苹果后，您开始往出口走去。

您发现在出口处有一家商店。店里充满了苹果的芳香。里面卖的都是与苹果有关的食品。有一筐筐刚刚摘下来的新鲜苹果、一瓶瓶的苹果酒、苹果酱及用苹果做的果冻……店里有一名女服务员坐在一张桌子旁，旁边围了一群孩子，孩子们兴奋地叫了起来。您走过去想看看发生了什么事？走近一看，女服务员正在示范如何把苹果拦腰切成两半，并拿起切开的苹果给你们看，你们发现每半个苹果中央都有一个五角星。真是太神奇了……当您出神地欣赏着苹果中央的五角星时，服务员对您说："其实您就是这样一颗闪亮的星，您要为自己感到自豪。"您听到此话，心里感到特别的温暖。因为您知道，友好地对待自己非常重要，每个人都是自己的朋友，只有首先对自己友好，才能友好地对待别人……哦，您今天开心极了，不仅看到了秋天的美景、吃到了美味的苹果，还知道了要友好地对待自己和别人。此刻您心里非常轻松、快乐！

记住，您只要愿意，随时都可以再来这座美丽的苹果园，享受这里的一切……准备好了的话，请您先活动一下您的脚趾……再活动一下您的手指……再轻轻地伸展一下您的手臂……最后，慢慢睁开您的眼睛。

2.4.4 什么是形象化想象

形象化想象也叫做生动的想象，类似于引导性想象。它是用想象来随心所欲地勾画自己，在想象中做您想做的事情。形象化想象可通过不同的方式来完成，可在一个相对较长的时间内进行，也可在您正在干别的事情时进行。

使用形象化想象的方法之一是回想过去的快乐情景。例如努力记住给您带来快乐的每个特定节日或晚会的所有细节。当时还有谁在场？发生了什么？你们谈论了什么？

实际上，形象化想象也能用于设计一些将来事件的细节。比如努力想出一个使您感到快乐的细节：如果有100万元钱，您如何支配这100万元？构思一件您理想中的浪漫事件；您理想中的家或花园看起来是什么样的？您梦想中的旅游是去哪里？旅游途中您将做什么？

形象化想象的另一种方式是用您的大脑来想象一些可代表您机体不同部位感到疼痛时的标志。例如，关节疼痛可能会发红，胸闷可能像一根压缩的带子绑着。在形成这些形象后，您就能设法改变它们。红色可以消退直至没有颜色，压迫胸部的带子将慢慢松开、舒展直至完全松弛。

科学研究表明：这项技巧能帮助人们更好地处理紧张的情况，掌握技能和完成个人目标。事实上，那些已能熟练运用形象化想象的人发现，他们真的能够通过将"不愉快的想象"改变为"愉快的想象"减少与症状相关的不舒适和忧郁。

2.4.5　什么是自我交谈

自我交谈也就是我们通常对自己所说的话，是反映我们如何看待自己的一种方式。我们几乎每时每刻都在进行自我交谈。例如，早上醒来时，我们会想"我实在不想起床。我今天很累，不想去早锻炼"；或者在一个愉快的夜晚结束之前，我们会想"今天真有意思，我度过了愉快的一天"。我们所想的或对自己所说的就叫做自我交谈。

（1）积极的自我交谈和消极的自我交谈的区别。我们所有人的自我交谈都是从别人那里学来的，并随着我们的长大，逐渐成为我们的一部分。它可以多种方式出现，多半情况是消极的。消极的自我交谈通常以这种词语出现，如"这个我不会做……""这个没意思……""我没劲去……""我得了病，我的家人再也不会喜欢我了"……这种消极的自我交谈通常代表了我们对自己的困惑、担心和不信任，特别是对我们应付疾病和症状的能力的担心。实际上，消极的自我交谈还会使疼痛、情绪低落、疲乏等症状变得更糟，使我们患慢性病之后的生活道路变得满是障碍。因此学会将自我交谈从消极的变为积极的，是管理自己所患疾病的重要工具。

积极的自我交谈之所以是我们能否成为一个好的自我管理者的重要方面，是由于自我交谈会影响我们的信念、态度、情感和行动，我们对自己所说的话对我们充满自信、积极行动有重要作用。学会使用积极的自我交谈鼓励自己，变消极的自我交谈为积极的自我交谈，可帮助您更有效地管理您的症状。这种改变如同任何其他的习惯一样，需要反复实践、反复练习。

关于积极的自我交谈，最著名的例子就是对自己说"我认为自己能行，我认为自己一定能……""尽管我得了病，我的家人仍然会喜欢我"……

（2）把消极的自我交谈转变成积极的自我交谈。知道了什么是消极的自我交谈和什么是积极的自我交谈之后，我们要做的事情是如何使自我交谈发挥积极的作用，即怎样将消极的自我交谈变为积极的自我交谈，使自己养成积极的自我谈话的习惯。具体步骤如下。

仔细倾听您对自己所说的或有关自己的话，无论是大声说出来的还是默念的。然后记录下其中所有的消极的话语，特别要注意在您遇到较大困难时您对自己所说的话。例如早上带着疼痛起床时，当您做不喜欢的锻炼或当您感到忧伤时，您自己说了些什么？

1）把每句已知的消极话语变为积极的话语，并把它们写下来。积极的言语反映的是一个更好的你，以及您已决定控制自己。例如以下的消极言语："我不想起床"，"我太累了，我受伤了"，"我无法做我所喜欢的事，何必自寻烦恼"，"我什么都做不好"变为积极的言语，如"我有精力早起做我喜欢的事情"，"我知道我能做好自己愿意做的任何事情"，"大家喜欢我，我对自己感觉良好"或"别人需要并依赖我，我是有价值的"。

2）在脑子里或和别人一起朗读、排练这些积极的自我谈话。有意识地重复或记住这些积极的言语，它们可以帮助您用积极的言语代替那些旧的习惯性的消极言语。

3）在日常生活中应用这些新的言语。这样反复练习、耐心坚持一段时间之后，将帮助您自动地形成新的思考模式。

一旦建立积极的自我交谈可成为您进行自我管理的最有利的

工具之一，能很好地帮助您管理症状和掌握本书中讨论的其他技能。

2.4.6　什么是分散注意力

我们的大脑很难在同一时间将注意力集中于两件事情上。因此，我们可以通过训练我们的大脑将注意力集中于我们身体不适（疼痛）之外的事情上，以此来减轻疼痛等身体不适的强度。这种技巧称为分散注意力。如果您不相信，我们不妨来试验一下，看我们的注意力是不是很难同时集中在两件事情上？闭上眼睛，将您的右手放于头顶并用手指顺时针划圈，同时用左手在腹部按逆时针划圈，试试看将注意力集中到头顶划圈的右手指时，能否同时注意到腹部左手划圈的方向？您会发现，自己的注意力很难既放在头顶又同时放在腹部。所以，学会如何利用分散注意力来帮助我们管理症状是十分有益的。分散注意力对于那些自觉症状很严重的人，或身体一有异常感觉便怀疑可能是一种新的症状、新的健康问题，或更严重的症状的人特别有用。这里要特别强调的是：分散注意力并不是要您忽略这些症状，而是暂时不要将注意力集中于它们之上。如出现胸痛时，您不能用分散注意力的方法假设胸痛不存在，而必须立即去看医生！因为胸痛往往是心、肺部位可能出现严重问题的警告信号，它只有通过医生建议的方法来控制。

那么，什么时候最适合应用分散注意力呢？在您进行一些症状可以预料的短暂活动或情景时，这种方法特别适用。例如，如果您知道爬楼梯会引起您的疼痛或不舒服，或晚上入睡很困难，您就可以尝试以下的技巧来分散注意力。

（1）计划当不愉快的活动结束后，您要做的确切的事情。例如，如果爬楼梯是不舒服或痛苦的事，就请在上楼的途中考虑一旦到了楼上您需要做什么。如果入睡困难，可试着为一些将来的事情做尽可能详细的计划。

（2）努力为不同姓氏分别想出一个名字，如张三、李四、王二……或者努力想出各种鸟或花的名字。这是非常适合疼痛和睡眠问题的分散注意力的方法。

（3）试着从1 000或100每隔3个倒着数（如100，97，94……）。

（4）在做不愉快的日常杂务（如打扫卫生、拖地）时，想象您家的地板是一张全国地图或一张您所在城市的地图。边拖地边说出所有省或区的名字，从东至西或从北至南移动，"拖"完北京"拖"上海，"拖"完上海"拖"广州……

（5）努力记住一首您最喜爱的歌的歌词或一个古老的故事中的情节。当然，这样的例子可能有很多，它们都能帮您把注意力从您担忧的问题上转移过来。

（6）在上楼梯或做家务时，想象您的小孩小时候和您住在一起可爱的情形。

以上讨论的是一些可用来让人们的注意力从某些令人不舒服的短期的活动上移开的方法，这些方法都涉及用大脑来分散注意力，我们称之为认知性分散注意力方法。除此之外，还有一种活动性分散注意力的方法，能用于持续时间很长的症状，如忧郁和一些慢性疼痛。在活动性分散注意力的例子中，大脑不是将注意力集中在身体内部，而是集中于外在的某些类型的活动上。如果您有轻度的忧郁或长时间的不愉快，找一个能激起您兴趣的活动，帮您把注意力从这个问题上移开。这个活动可以是任何事情，如种花、烹调、阅读或看电影，甚至义务劳动。一个成功的自我管理者的标志之一是他或她的兴趣广泛，似乎总是有事情在做。活动性分散注意力能长时间起作用。当您投入到一个非常引人入胜的活动中，如看电影、种花、养鸟、读书、看报等，您就会忘却不适症状。但是，有时您也需要中断一个花费较长时间分散注意力的活动，以免做得过度和引起练习后的疼痛等不适感加剧或引起过度疲劳。有一位参加慢性病自我管理小组的患者告诉我说："有些人为了忘却自己的不舒服，过多地参加各种社交活动，上午跳了舞、下午又去跳舞、长时间打麻将，弄得自己身体非常疲劳，反而不利健康。"这种现象确实是我们慢性病患者应该特别注意的。

2.4.7　认知性症状管理技巧的原则

（1）每种症状都有许多的原因。因此，大多数症状都有许多途径（方法）可用来进行管理。认识您症状的本质和可能的各种原因及它们如何相互作用，将帮您更好地管理它们。

（2）并不是所有的症状管理技巧都适用于每个人。所以您一定要找出最适合于您的技巧。这个过程可灵活些。包括试用不同的技巧，监测其结果来确定哪一种技巧对何种症状和何种情况最有帮助。

（3）在您进行试验以确定哪一种技巧最适合您时，请牢记：学会一种新的技巧和控制一种身体症状是需要时间的。因此，在您决定它是否真的适用于您以前，一定要给自己几周的时间来实践和练习这种新的症状管理技巧。

（4）如同锻炼和其他后天获得性技能一样，应用您的大脑来管理您的疾病也需要反复实践一段时间，才能看出是否有益处。因此，假如您感觉短期内没有任何收获，请不要放弃。一定要耐心点，不断尝试。

2.5 改善呼吸

呼吸是生存的本能。错误的呼吸方法会导致呼吸急促，胸口又闷又痛。长期的呼吸不顺畅，也会影响身体其他部位的功能。正确的呼吸不仅能避免上述不良后果，还可以作为一种治疗手段来改善呼吸不畅、呼吸过急、呼吸浅短等症状。在东方，运气、呼吸自古就是调节身体与精神健康不可或缺的方法之一。如我国的气功、印度的瑜伽术从某种意义上说都是一种呼吸术，作为一种保健强身的方法广为流传。呼吸练习可以锻炼自己控制身体与思想，可以用来舒缓焦虑、消沉、易怒、肌肉紧张、疲劳等。

很多人以为呼吸不顺畅的问题必须利用药物治疗。但事实上，只要利用正确的呼吸技巧，再加上适当的教育培训，不需要吃药也能回复原有的顺畅呼吸。最新研究显示，1/3的女性患者及1/5的男性患者的确需要呼吸治疗的协助。这一现象说明了改善呼吸确实是许多患者需要学习的内容。

不仅肺部疾病患者，我们中的大多数人都能从改善或更有效的呼吸中获益。

2.5.1　引起气短的原因有哪些

气短是一个可由多种原因引起的常见症状。这些原因包括心脏病、肺部疾病、体质差、肥胖、过度紧张，或者甚至是其他对人有益处的活动，如锻炼。

> **引起气短的原因**
>
> 肺部受损
>
> 心脏衰弱
>
> 氧耗的增加（如锻炼）
>
> 气道狭窄
>
> 红细胞数量减少（贫血）
>
> 海拔高
>
> 超重

2.5.2　避免气短的方法有哪些

引起气短的原因有许多，同样我们也有许多办法来避免或减轻气短症状。

避免气短的方法

使用更适当的呼吸技巧

积极锻炼，增强胸部肌肉的力量

避免在寒冷、干燥的空气中锻炼

避免接触烟雾、粉尘或其他刺激性气体

当我们发生气短时，有许多大家都能学会的技巧可用来帮助我们。无论气短是由于慢性病，还是急性病（如感冒），或仅仅是锻炼后过度劳累等引起的，都可改善。另外这些技巧对解除紧张和放松也有效。最简单易行的技巧是缩唇呼吸，它可在任何时候运用。当我们感到紧张或当肺部疾病使我们的肺功能受限时，腹式呼吸则特别有帮助。

（1）避免气短的方法：

1）当您感到气短时，不要停止您正在做的事或匆忙完成，而应当将速度放慢些，慢慢来。例如，有人想以散步作为锻炼，可以走1分钟歇一歇，然后再走1分钟，再休息一下，如此循环。通过这种方式，老年朋友一天可完成较多的活动量，而不是集中一次进行较大强度的锻炼，使自己过度疲劳，不得不在一天中剩下的时间都进行休息。

通常气短会令人感到害怕、甚至恐惧，并将产生2个额外的问题；第一，恐惧本身释放的激素会引起气短的加重；第二，恐惧会使您停止运动，这样便不能帮助您建立呼吸所必需的耐力。所以，我们要遵循的基本原则是把做事情的节奏放慢，并分几步去做。

2）积极锻炼、逐渐增加您的活动量也是避免气短症状的好办法。一般活动量的增加每周10%~20%，不要超过25%。假如您现在能够顺利地散步30分钟，那么到下周最多延长5分钟。一旦您能顺利地散步35分钟，您就能再增加几分钟。

3）不吸烟，并且避开吸烟者也同样重要。有时，这也许是困难的，因为吸烟的人也许不会意识到他们正在给您的生活制造麻烦。您的任务就是善意地告诉他们、并向他们解释烟会引起您的呼吸困难。你们在一起时，如他们不吸烟了，您要向他们表示感谢。另外，要让您的房间成为"无烟"场所。请人们到外面去抽烟。

4）使用医生开的药物和氧气。我们不断地被告之药品有害，最好不要使用。在许多情况下，这是正确的 。然而，当您患有慢性病之后，药物可能是并且通常是生命的拯救者。吃药时不要漏服、任意减量或根本不吃。同样，药物用量过多也不好，所以服药量应遵从医嘱的规定。服用处方药的原因会有各种不同。这可能意味着甚至您没症状时也需服用药物，也意味着当您觉察不到药物是否在起作用时，要抵制住服用更多药的诱惑。如果您对所服药物有疑问或感到它们对您身体不起作用，在停止服药或服用超过医嘱的剂量之前，请与医生讨论您的这些担心。在问题发生前预防它们比让您不得不去管理它们好得多。

假如气管分泌物过多是您的一个问题，除非您的医生劝您限制流质摄入，否则您可以喝大量流质饮食。这将有助于使分泌的黏液变稀薄，并因此使它较易咳出。

（2）呼吸技巧的练习：导致气短的原因之一是膈肌和呼吸肌的活动下降，尤其是肺气肿、慢性支气管炎和哮喘患者。当呼吸肌活动下降时，肺不能充分地舒张，只有较少的空间吸纳新鲜空气。各种呼吸技巧的练习，有助于增强和改善呼吸肌的协调和效率，也可减少呼吸所需的能量。此外，呼吸技巧的练习还可以达到一种放松状态。呼吸练习和任何一种用大脑管理症状的症状管理技巧（或称认知症状管理技巧）一起使用，能取得更好的放松效果。下面介绍几种常见的呼吸技巧供各位病友练习。

1）缩唇呼吸（又称净化呼吸）。您可在锻炼期间或感到气短的任何时候运用该呼吸技巧。首先，用鼻子吸气（同时使身体前倾，这也许让你更容易操作）然后屏气几秒钟，接着把嘴唇缩拢（好像要吹口哨一样），缓慢地从嘴唇呼气。注意呼气时间应是吸气时间的2倍。练习该技巧，每次5~10分钟，一天2~4次。

2）腹式呼吸。要想掌握腹式呼吸需要进行比缩唇呼吸更多的一些实践练习。缩唇呼吸有助于肺吸入更多的空气，并形成一种正常的呼吸习惯。而腹式呼吸可增强呼吸肌，强化这些肌肉使它们更有效，使您不需花太大的力就可呼吸。

腹式呼吸的步骤：①仰躺，并在您的头和膝下放2个枕头。②一只手放在胃部（在胸骨底部），另一只手放在上胸部。③用鼻子缓缓吸气，让腹部向外扩张。想象您的肺充满了新鲜空气。放在胃部的手应该会向上移动，而胸部上的手应该不会动。④通过紧缩的嘴唇缓缓地呼气。同时，用您的手轻柔地向里、向上按推腹部。每天练习3~4次，每次10~15分钟，直至成为无意识的活动。假如您感到有点头晕，请休息一会。

一旦可轻松地完成该技巧，您可在腹部放一个轻的东西。这有助于进一步增强您的吸气肌的力量。开始可用约1斤重的东西，如1本书或1袋米（或豆子）。随着您肌力的改善可逐渐增加物件的重量。在您躺着能轻易地呼吸后，那么不断练习，使您能坐着、站着、最后行走时也能做腹式呼吸。这样在做其他活动时您就能掌握该技巧，您也就能较好地管理您的气短。

3）完全顺乎自然呼吸法。操作方法：①坐直或姿态良好地站直。②用鼻子呼吸。③把空气吸入肺的下部。利用膈肌把肚子推出来一点，空气就进入了肺的下部，再将肋骨和胸腔稍微向前推，让空气进入肺的中间部分，然后，胸部鼓起，腹部略压下，让空气进入肺的上部。只要多加练习，这3个步骤可以连贯成和谐的连续动作。④吸气后屏气几秒钟。⑤当肺里的空气缓缓呼出时，把腹部慢慢缩回并提高，空气完全呼出后，则把胸、腹部都放松。⑥吸气动作完成后，偶尔可以提起肩膀和锁骨，这样肺的最上端也可以得到新鲜的空气。

4）交替呼吸法。这个运动除了能让您精神放松外，对治疗鼻窦性头痛更有特效。操作方法：①以良好的姿态舒服地坐着。②将右手的食指和中指轻压在额头上。③将右手拇指塞住右鼻孔。④左鼻孔缓慢平静地吸气。⑤右手无名指压住左鼻孔，同时移开拇指。⑥由右鼻孔缓慢、平静但彻底地把空气呼出。⑦由右鼻孔吸气。⑧用拇指塞住右鼻孔，移开无名指。⑨用左鼻孔呼气。

⑩用左鼻孔吸气。⑪先以这样的步骤交替5次，此后可渐渐增至10次、20次或25次。

5）风车法。当您感到筋骨紧绷时，风车法可以让您放松，重现灵活。操作方法：①站直，两手平伸向前。②利用完全顺乎自然呼吸法吸气。③以腰部为轴心，身体往后仰，两手同一个方向向后环绕1圈，换另一个方向环绕1圈，以左、右、右、左或右、左、左、右的顺序依序进行，使手像风车转动一样。④呼气时，通过紧缩的嘴唇缓缓地呼出。⑤做几次缩唇呼吸。⑥重复做风车法数次。

2.6　学会有效地与人沟通和交流

"一句话使人跳，一句话使人笑"，我们在和一些慢性病病友谈论与人交流的重要性时，最常听到的就是这句话。意思是说话不得当，会令对方生气、发火，不利正常交流；而如果说话得体，则可使谈话双方得到快乐的感受，交流也能够在愉快的气氛中完成。这充分说明，在人与人沟通和交流的过程中"会说话"的重要性。"会说话"也即是有较强的沟通交流能力。这种能力对我们整个一生都十分重要。在生活中，它能帮助我们与他人交流信息，建立友谊，促进合作；在工作中，它能保障各项工作的顺利执行。平时我们看到的、听到的，甚至亲身经历的夫妻之间、家庭成员或朋友之间、同事之间或患者与医生之间，顾客与售货员之间所发生的吵架、闹纠纷的情况，很多时候也都是沟通、交流障碍所致。如果事先进行充分沟通，很多生活或工作中的问题都是可以避免的。

　　当您患有慢性病后，良好交流将变得更为重要。因为您必须让医生、护士真正了解您，让家人、朋友理解和帮助您。您需要尽可能地从别人处获取资源，寻求帮助。因此，作为一名自我管理者，学习和掌握必要的沟通、交流技巧来帮助您与人更有效地交流，是您必不可少的技能之一。在本章中，我们将讨论几种能改善与人交流、沟通过程的方法，介绍如何以积极的方式表达自己，如何请求别人的帮助，如何得体地拒绝别人，如何从别人那里听取和获得更多的信息的技巧。但是，在继续阅读本章内容之前，您必须记住一点：交流是相互的。若您在表达自己的感觉或请求帮助时感到不舒服，和您一样，别人也会有这样的感觉。因此，每次与人交谈时，您需要以理解对方、真诚相待作为交流的基础。所谓"理解万岁"、"真诚是交流的基石"，反映的就是这个道理。

2.6.1　怎样用"我"语句表达自己的情感

　　交流的首要目的便是让对方听懂您所说的话。若是感到自己的话没有被对方理解就会感到心情沮丧。长时间的沮丧又会导致愤怒和无助感。这对任何人都是不好的情感体验，尤其是慢性病患者。因为慢性病患者单单对付所患慢性病，已经令他们非常头痛了，若再有与人交流的问题则更让他们难以承受。我们这里介绍一种办法，可对许多不善于表达自己感受的人有所帮助。

　　许多人平时说话时，总是不自觉地含有批评他人的意思，特别是在情绪激动时，很容易用"你"的语句来表达自己的情感。"你"是一个含有指责意思的词，使对方联想到有受责备的意味。它的方向是指向他人。在表达情感时应用"你"语句，会使人感觉到他（她）在受到攻击。立刻地，别人便会产生心理防卫，保护的屏障就形成了。接着，试图表达情感的那个人在面对这些防卫屏障时会感到越来越紧张，并逐渐产生愤怒、沮丧等不良情绪。

　　"我"与之相反，不是一个含有指责意思的词。它不会有攻击和指责之嫌。用"我"语句表达您的感觉时，它可帮助您以自己的角度表述清楚您的真实想法，而不是别人如何使您这样想。这里有几个"你"语句和"我"语句的例子。

"你"语句的例子

　　家人1：你一点家务都不做，今晚我有事你都不早点回家做饭，你一点也不体贴人。

　　家人2：你总喜欢抱怨，你只想着自己，从来不考虑别人，你认为就你一个人忙吗？

"我"语句的例子

　　家人1：我实在很累，真希望我一回家就有饭吃。

　　家人2：我很抱歉，我忘了今天你要上课，我下次一定记住早点回家做饭。

　　养成使用"我"语句的习惯，是为了避免使用"你"这个词

来表述你自己的感觉。当然，像其他新的技巧一样，"我"语句的应用也需反复实践。一开始要用心听自己或别人的讲话，在脑子里试着将一些听到的"你"语句转变为"我"语句。通过在脑中进行这样的文字游戏，您将惊奇地发现，很快它便成了您自己的一个语言表达习惯。

在使用"我"语句时，有几点需引起注意。首先，它不是万能的。有时听众不得不用较长的时间来倾听。这在"你"语句和指责是非常通用的语言交流习惯时，尤为如此。即使一开始使用"我"语句似乎效果不佳，也请您继续使用下去并不断提高您的这项技巧。

练习——"我"语句

将以下的话改为"我"语句的表达方式（注意不要变为"隐藏的你"语句）。

你希望我完完全全地服侍你！

医生，你在我身上从来没有花上足够的时间。你总是很忙。

你几乎再没有碰过我。自从我心脏病发作以来，你一直没关心我。

医生，你没有告诉我，你给我开的药有没有不良反应，也没告诉我为什么要服这些药。

另外，一些人可能会用"我"语句来作为一种掩盖的方式。如果这样用的话，问题不仅得不到解决，反而会更难办。要有效地使用"我"语句，则"我"语句必须表达自己真实的感受。

最后需要说明的是，"我"语句是表达积极的情感和赞扬别人的最好方式，如"医生，我非常感谢您今天花这么长时间为我看病。"

2.6.2 怎样明确表达自己的需求

人们在寻求帮助时出现语言交流方面的问题相当普遍。原因是许多人不好意思开口请求别人帮助或怕遭到拒绝时感到很尴尬。尽管这是一个非常普遍的问题，但慢性病患者可能更为明显。

在感情上，有些人很难做出向别人请求帮助的决定。对于他们而言，向自己承认对于过去自己能轻易完成的事情已经无能为力了，是一件很难的事情。如果您也是这样的话，应该努力试着直截了当地提出您的请求，而不是含含糊糊地、笼统地提出要求。因为含糊、笼统的要求可能会引起误解，而且别人对于不明确的信息不会有积极的反应。如笼统的请求："你好，我需要人帮我搬些东西。您愿意帮我吗？"得到的回答可能是："呃……哦……我不知道。我可以在查看了我的日程安排之后再告诉您吗？"（或许明年吧！）而明确的请求："下周我要整理一下我的房间，我想搬我的书籍和一些其他不用的东西到隔壁房间去。您是否介意在周六上午帮我搬这些东西？"对方可能说："周六上午我非常忙，但是如果您愿意的话，我可在周五晚上帮你干。"

慢性病患者有时也要应付一些不需要、不想要的帮助。在这种情况下，这些帮助往往来自于对您很关爱并真正想帮助您的人。应用措辞巧妙的"我"语句可巧妙地拒绝这些热情的帮助，且不致引起对方的尴尬，如"谢谢您如此的体贴，今天我还能照顾我自己。我想下一次我会接受您的帮助"。

<h2>2.6.3 如何拒绝别人的过分请求——学会说"不"</h2>

乐于助人是中华民族的传统美德。但对于慢性患者来说，我们的精力有时不能够胜任繁重的任务。如果由于不好意思拒绝别人的请求，往往可能使自己过度劳累，不利于自己的健康。例如，这几天，您的手部关节炎又疼痛起来了，邻居王大妈叫您买菜时帮她买一篮菜，您感到很为难：帮她买菜，由于手上提的分量太重可能使您关节更加疼痛；不帮忙又觉得不好意思，因为她以前也帮过您。在这种情况下，我们建议您为了自己的健康应该委婉地拒绝别人的请求。包括暂时拒绝家里晚辈们给您分派的家务或照顾小孩的任务。

当然您的拒绝不应该是完全否决。一旦您打算拒绝别人的请求，首先您得承认对方的请求对他（她）的重要性，这一点非常重要。这样，对方便知道您拒绝的是他（她）的请求，而不是他（她）这个人。如"我知道，您的忙我本应该帮，这对您非常重要，但是今天我的关节又痛起来了，实在无能为力"。

另外，在拒绝别人时让对方明确您的决定同样是非常关键的。您应该努力说清楚您拒绝的理由，明确您是将永远拒绝这个请求呢？还是仅仅是今天、这一周您不能帮忙？

2.6.4 倾听的技巧

倾听是最重要的沟通技巧之一。大多数人更擅长谈话，而不善于倾听。事实上耐心聆听别人正在说些什么以及他的感受如何，在人际交流中非常重要。我们中大多数人，往往在别人还在说的时候已经准备了一个回答，而不是先耐心听别人说完再做回答。要成为一个好听众涉及以下的几个方面的技巧。

（1）仔细倾听对方的措词和语气，观察对方的身体语言。如果有某些问题存在，有时很难开始彼此的交谈。可能有这样的时候，您使用的话非常得体，不大可能让对方感到厌烦。可是您的声音有没有颤抖？他（她）是否显出很难听懂您的话？您是否注意到对方身体的紧张？他（她）是不是看上去心不在焉？如果您能发现这样一些迹象，您便可知道对方更多的是在想他（她）的心事而不是在听您讲话。

（2）告之对方您正在听他（她）说话。一定要让对方知道您正在听他（她）说话。这可以是简单的一声"呃，哈"。很多时候，对方唯一想要的东西便是得到你的承认或希望有个人在听他（她）说话，因为有时候仅仅向一个有同情心的人倾诉便能得到很大的安慰。

（3）让对方知道您已明白了问题的内容。必须让对方知道您既听到了问题的内容，也知道了问题给对方造成的影响。您可以通过用所听到的问题内容为话题，或通过同情他的情感来做出回答："这对您来说一定很不容易"或"您一定感到很难过。"当您在感情上做出反应，谈话的结果会令您吃惊的满意。这些反应将打开对方进一步向您表述情感和思想的大门。对内容或情感做出反应，能够使沟通、交谈较为成功，而不至于让对方简单地重复所说过的话。

（4）在做出回答前，尽量了解更多的信息。这在您尚不完全清楚对方所说的和所想要的时候，尤为重要。有许多方法可帮您进一步获取信息。

2.6.5　如何获取更多的信息

从别人处获取更多的信息是一种艺术，您需要多做考虑。它涉及多种简单或较为复杂的技巧。

（1）进一步询问。这是获取更多信息的最简单的方法。"告诉我再多一些"将可能使您获取更多。其他如"我不太明白……请您解释一下"、"您能用另一种方式再说一遍吗"、"您的意思是"、"我没把握我是否明白您的意思"、"您能将此话题展开吗"、"我想了解更多有关……"等问话均能帮您获得更多的信息。

（2）释义。告诉对方您对他（她）所说问题的理解，让对方知道您是否明白他的话。不仅仅是指他（她）所说的话，而且是该话的真正含义。这是保证您能明白对方意思的一个好工具。释义既可帮助您进行有效的交流，也可能阻碍有效的交流，这取决于在释义时用词的恰当与否。记住，您应该用疑问句的形式，而不是陈述句的形式进行释义，这一点非常重要。例如，假设别人这样说："呃，我不知道，我真的没有兴趣参加。这个聚会可能人很多，可能有人在房间里吸烟，而且我最怕难闻的烟味。"如果我们用陈述句来对这段话进行释义，它听起来可能像："很明显，您正在告诉我您不想参加这个聚会。"若用疑问句来进行释义："您是说您宁愿待在家里，也不去参加朋友聚会吗？"对方对第1种释义的反应可能会非常生气："不，我没这样说！如果你要这样认为的话，我肯定将待在家里不去参加聚会。"或者对方干脆一言不发……由于生气或失望（"他根本没听懂我的话"）而完全中断与您的谈话。人们往往不愿意被告之他们真正想说什么。但对方对第2种释义的反应可能是："我的话不是这个意思。我只是担心聚会时有人吸烟，让我感觉不好受。如果聚会时规定不能吸烟，我会很乐意参加这个聚会。这样的话，我的感觉会舒服些，也将玩得很快乐。"由此您也知道，第二种释义促进了进一步的交流，并且您也找到了那个人对参加聚会迟疑不决的真正原因。通过第二种释义您得到了更多的信息，相反，通过第一种释义却没得到任何新信息。

（3）具体化。如果您想要得到具体、明确的信息，您必须询问具体的问题。我们总是不自觉地说些笼统的话。例如，医生："这段时间感觉如何？"患者："不太好。"医生没能得到太多的有关患者情况的信息。"不好"并不能告诉医生什么。以下举例说明医生如何来获得更多的信息。医生："您的左手臂仍然还有刺痛吗？"患者："是的，还十分痛。"医生："一天有几次？"患者："一天中有许多次。"医生："每次疼痛持续多长时间？"患者："很长时间。"医生："您能告诉我大概持续多少分钟吗？"

当医生的一般都接受过如何从患者处得到具体信息的培训。但我们中的大多数人没有培训过如何询问具体的问题。具体问题的简单询问通常可为："您能对……说得更具体一点吗？""您在考虑一些特定的问题吗？"如果您想知道"为什么"，就一定要知道它具体是什么。如果您问的是一个具体的问题，您才有可能得到一个具体的答案。

仅仅问"为什么？"会让您花费更多的时间去得到具体的信息。"为什么"往往被人从原因和作用方面去理解，这样他（她）可能会做出错误的回答。

我们都可能有这样的经历：3岁左右的小孩只会反复地、一遍一遍地询问"为什么？"，直到他（她）最终得到了想知道的信息。否则，做父母的只好尖叫着逃出房间。可怜的父母一点也不知道他们的孩子脑子里想的是什么，只好不断地回答"因为……"通过不断让问题具体化，直到孩子的问题得到回答为止。但是有时候，家长回答的方向完全与孩子的问题不同，孩子便无法得到他（她）想知道的东西。除了"为什么"外，您的问题还要以"谁"、"哪一个"、"什么时候"、"什么地点"作为疑问词进行提问，这些词可帮您得到一个特定的答案。

2.6.6 怎样与医生交流

作为一名慢性病患者，与医生建立和维持良好的交流、沟通关系尤其重要。患者与医生的这种关系通常被称为医患关系。它如同商业伙伴关系和婚姻关系那样，是一种长期的、需要不断努力维持的关系。对于慢性病患者来说，良好的医患关系尤为重要。因为只有患者与医生共同负责，协商制订一个能让双方都满意的疾病治疗管理计划，才能有效地控制所患的慢性病。单靠医生或单靠患者自己都不可能管理好慢性病。因为医生只能解决患者的躯体问题，不能解决慢性病患者每时每刻都可能产生的心理和社会问题。而患者虽然比医生更了解自己所患的慢性病的变化及治疗的效果，但毕竟自己不是专业人员，不能离开卫生专业人员的帮助和指导。

在我国，由于私人医生、家庭医生还不普遍，医患双方不存在长期固定的一对一的关系。例如，今天是朱医生给您看的病，明天也许换成牛医生了。加上长期以来我国医生在处理疾病时没有考虑患者自身的想法和建议的习惯。"你是医生，还是我是医生"是他们对患者提出异议时的常规回答。因此，医患关系的现状是非常糟糕的。我们在社区讨论"如何与医生交流时"，病友们几乎都争先恐后地介绍他们所遇到的态度恶劣的"坏医生"。而且似乎有一个规律：一级医院的服务态度好于二级医院，二级医院的服务态度好于三级医院；中医医生好于西医医生，年纪大的医生态度好于年纪轻的。虽然目前医患关系如此紧张，但我们必须认识到：良好的医患关系是要靠医生和患者双方共同努力，不能单单指责医生的过错。其实很多时候，医生也能说出一大堆患者的不是。例如，有些患者完全不顾医生的决定，也不管自己疾病是否需要，一定要医生开某种药；又如有些患者在看病时态度非常不好等。因此，作为患者，我们首先也要理解医生，他们也是处于社会中的凡人。他们也会头痛、疲劳，也会有高血压，也会有因为小孩成绩不好而心情烦躁的时候。他们也需要花时间去关心家庭，他们也要和我们一样去面对很多社会问题，如住房紧张、与可怕的不正之风做斗争。而且大家应该对医疗体制改革之后的就医环境表示乐观。因为随着医疗保障体系的进一步完善，今后作为老百姓看病主阵地的中小医院在服务质量和服务态度上肯定会不断完善的。其实有些医院已经意识到了医患之间缺乏沟通的问题，并建立起了规范的医患谈话制度。尽管改变部分医生长期形成的诊疗习惯要一定的时间，但至少会不断好转。因此，作为患者也应该学会怎样做得更好。

为了帮助您消除积郁在心头的、对医生的怨气，打开和保持与医生通畅的交流渠道，有两件事情必须牢记于心。首先，不要对医生期望太高。很多情况下，我们期望医生是一台热心的计算机——有一个巨大的脑子，充满了有关人体的各种知识，能够分析病情做出诊断，根据要求进行治疗；并且是一个热情、有爱心的人，他（她）使您感到您是他（她）唯一愿意照顾的人。而实际上，大多数医生希望自己能成为上述类型的人，但没有任何一名医生能让所有的患者都满意。理由就是如上所述的，医生也是凡人。

其次，要承认绝大多数医生还是好的。绝大多数医生踏进辛苦而严格的医学之门接受培训，是因为他们希望保护患者的健康，而不是为了不择手段地赚钱。无法治愈诸如慢性支气管炎和关节炎患者，是非常令他们有挫折感的。他们不得不从能够改善患者生活质量而不是治愈疾病，甚至是维持患者现有状况而不恶化中得到一些满足。毫无疑问，您一次次地对您所患的疾病感到沮丧、生气或抑郁，但请记住，您的医生可能也会因为他（她）无法改善您的健康而感受到与您相同的不良情绪。从这一点来看，你们是真正的朋友。

阻碍您与医生建立良好的伙伴关系、良好交流的最大因素是时间。如果您希望与医生的关系发展非常美妙的话，则可能你们双方都应付出更多的时间来讨论问题，更多时间对某些事情做出解释，更多时间来探索其他治疗方案。若时间很有限，时间的紧张便会导致一些脱口而出的话语（如"你"语句），以及有着明显误解的话没有时间去纠正。

医生，特别是门诊医生的工作通常都非常的紧张，每天有着大量的患者等着医生给他（她）看病。医生给每位患者的时间通常只有5~10分钟。按"PART"去做是一种能帮助您每次看医生时获得尽可能多的信息的方法。

P（准备）　A（询问）　R（重复）　T（行动）

（1）做好准备（P）：在您去看病之前，请事先做好准备。您看医生的理由是什么？您希望从医生处得到什么帮助？这次主要是看哪种毛病？

1）花一定的时间写出您所关心的事情或问题。但是必须现实一点，如果您有13种不同的问题，医生是不可能在一次看病过程中帮您解决这么多问题的。所以应该筛选出您最主要的担心或问题并用一张纸把它们写下来，这有助于您记住它们。您是否有过这样的经历：当您从医生的办公室走出来之后，忍不住问自己，

"为什么我没有向医生询问有关……"或"我忘了告诉医生……"因此，事先列出一个问题清单可确保您主要的问题得到医生的处理。

2）应在您看病的一开始就告诉医生您最担心的问题。不要等到快结束的时候才提出您最担心的问题，因为这样便没有足够的时间来处理它们。因此，有必要将您写的问题清单拿给医生看。如果清单上所列的问题很多，而一次看病一般只能解决2~3个问题，因此，一定要让医生知道哪几个问题是您认为最重要的。有研究表明，医生在询问患者之前，往往会给患者约18秒钟的时间讲述他或她所关心的问题。事先准备好您的问题将帮助您用好这18秒钟。

以下举例说明如何在看病之初提出您最担心的问题，当医生问："今天您有什么问题要跟我谈的？"您可以这样回答"这次我有很多问题想和您讨论。"同时抬手看看手表和他（她）的日程安排，医生立即开始感到紧张。您接下来说"但是我知道我们讨论的时间有限，最让担心的是我的肩痛、眩晕症及我正在服用的一种药物给我带来的不良反应。"医生顿时由于所需处理的问题能够在有限的时间内进行处理而放松下来。

3）尽可能地与医生分享您的想法、感受和内心的恐惧。医生不一定能洞察您的内心世界，因此您必须告诉他（她）您的内心活动。如果您有什么担心，应尽量向医生解释为什么会有这种担心。"我担心我得的是传染病"或"我父亲死之前，也有与我类似的症状"等。您的内心向医生敞开得越多，您越有可能得到医生的帮助。

4）给医生提供反馈。如果您不喜欢您当前的治疗方法，就请告诉医生。如果您不能服从医生的建议或治疗过程出现了问题，就请告之医生，以便对您的治疗进行适当的调整。大多数医生都喜欢被称赞和收到积极的反馈，但患者经常不乐意称赞医生。所以，如果您感到很快乐，不要忘了告诉医生。

5）为看病做准备不只是让医生听您的担心或问题。您应该准备详尽地向医生描述您的症状（它什么开始的，持续了多长时间，发生在身体的什么部位，什么情况下该症状会好一点或更严重些，您以前是否有类似的症状，是不是因为您改变了膳食、锻炼或用药后才出现了这些症状等）。您还应该准备向医生汇报您所接受治疗的效果。此外，如果您有与疾病有关的以前的医疗记录或化验结果，也应该带去。

（2）询问（A）：有效地进行医患交流的另一个关键是询问问题。得到能理解的答案和信息是自我管理的基石之一。您需在看病前准备好有关诊断、医学检查、治疗和随访的问题，并当场询问。

1）诊断：询问医生您身体的哪个部位出了毛病，它的原因是什么，它是否有传染性，将来的情况（预后）会是什么样，以及在将来可用什么方法对它进行预防。

2）医学检查：询问医生什么样的医学检查是必要的，这些检查对您的治疗有什么作用和影响，这些检查的准确性如何，如果您不接受这样的检查可能会发生什么情况。如果您决定了进行某一项检查，则请问清楚如何为此做准备，以及该检查会是个什么样子。

3）治疗：询问可供您选择的治疗措施，包括生活方式的改变、药物治疗和手术治疗。询问各种治疗措施可能的风险和益处，以及不接受治疗的后果。

4）随访：弄清楚是否及什么时候您应该向医生打电话或去医院接受您的病情随访。什么症状是您必须注意的，若这种症状出现了您应该怎么办？

在看病时对一些重要的信息做点简单的记录或考虑叫别人陪您一起去充当旁听者，对您会有很大帮助。这个旁听者将在看病结束后帮您回忆一些看病时或医生指导的详细信息。

（3）重复（R）：在看病时与医生谈话和讨论的过程中，简短地重复医生的主要观点是非常有帮助的。这包括诊断、预后、下一步该怎么办、治疗措施等。这种重复可帮助您检查是否明白了那些最重要的信息。向医生重复一些话，可让医生有机会迅速地纠正任何的误解和错误信息。如果您不理解或记不住医生说的一些话，请告诉医生您需要他（她）再说一遍。例如，您可以说，"医生，对不起，我刚才虽然仔细听了您的介绍，但我仍然对此感到迷惑不解。"也不要害怕询问您自认为是"愚蠢"的问题。这些问题经常能够反映一个重要的担心或存在的误解。

（4）采取行动（T）：当看病结束的时候，您应该清楚地知道下一步要做什么，该怎样行动。在适当的时候，请医生帮您写出他给您的指导和推荐的阅读材料。

　　如果因为某种原因，您不能或不愿遵从医生的建议，就请让医生知道。例如，"我不想服阿司匹林，因为它会使我胃部不舒服"或"我的医疗保险中不包括这些理疗，所以我负担不起这些费用"或"我以前尝试过锻炼，但我似乎不能持之以恒"。如果医生知道您为什么不能或不愿意遵从他的建议，有时候他就能给您提供另外一些建议来帮助您克服所面临的障碍。如果您不告诉医生您所面临的困难，您就很难得到医生的帮助。

　　好的交流技巧可帮助我们生活得更轻松，尤其是在患慢性病以后。这些讨论的技巧，虽然简单，但将有助于您顺利地完成与人的交流过程。

　　"我"语句也能帮助我们更好地进行医患交流。

> ### "我"语句举例
>
> 　　"医生，看起来这次看病没有足够的时间讨论我的问题。我真的感到很急。"
>
> 　　"我发现，自从我心脏病发作之后，我们的距离拉开了。"
>
> 　　"医生，我对您讲的有关我所服药物的情况，还不太满意。（或）我还想了解更多的有关我所服药物的情况。"

图书在版编目（CIP）数据

老年慢性病的自我管理（上）/傅华，丁永明编著. —上海：复旦大学出版社，2015.8
上海市老年教育普及教材
ISBN 978-7-309-11620-5

Ⅰ. 老… Ⅱ.①傅…②丁… Ⅲ. 老年病-慢性病-防治 Ⅳ. R592

中国版本图书馆 CIP 数据核字（2015）第 159651 号

老年慢性病的自我管理（上）
傅 华 丁永明 编著
责任编辑/魏 岚 王 瀛

复旦大学出版社有限公司出版发行
上海市国权路 579 号 邮编：200433
网址：fupnet@ fudanpress.com http://www.fudanpress.com
门市零售：86-21-65642857 团体订购：86-21-65118853
外埠邮购：86-21-65109143
常熟市华顺印刷有限公司

开本 787 × 1092 1/16 印张 6.25 字数 64 千
2015 年 8 月第 1 版第 1 次印刷
印数 1—4 100

ISBN 978-7-309-11620-5/R · 1481
定价：26.00 元